Dr. Dietrich Volkmer

HOMÖOPATHIE

Die sanfte (Zahn-)Heilkunde

Umschlag: Jürgen Bücker

Satz: Jürgen Bücker
Julia Bohl

Druck: Gorenjski Tisk, Kranj

Printed in Slowenia

ISBN: 3-934672-02-7

Dr. Dietrich Volkmer

HOMÖOPATHIE

Die sanfte (Zahn-)Heilkunde

Inhaltsverzeichnis

Vorwort zur 2. Auflage

Die erste Auflage war relativ schnell vergriffen - ein Zeichen, dass Homöopathie immer wieder aktuell und gefragt ist und dass auch in der Zahnheilkunde diese Heilkunst einen immer größeren Raum einzunehmen beginnt.

Verlag und Autor halten eine überarbeitete und zeitangepasste Auflage, die die Veränderungen auf dem Markt berücksichtigt, für sinnvoll, denn es gibt eine Strömung in unserer Zeit, eine Art Aufbäumen gegen das Alleinanspruch erheischende Prinzip der naturwissenschaftlichen Medizin, die diesen Band als Neuauflage zweckdienlich und angebracht erscheinen lässt. Noch immer gibt es eine Unmenge von orthodoxen Lehrern in der Medizin, die mit den Begriffen der Statistik und des naturwissenschaftlichen Beweises wie vor hundert Jahren auf Tournee gehen und Applaus bei denen ernten, die ihre eigene geistige Unbeweglichkeit in akademischen Galionsfiguren wiederfinden wollen.

Welch eine Herabsetzung des Wesens Mensch, das nach deren Ansicht nichts weiter als eine Summation und Anhäufung biochemischer und physikalischer Prozesse ist.

Selbst so unendlich komplexe Geschehnisse wie Gefühle und Gedanken sind womöglich eine Art Produkt, das irgendwelche Zellen oder Organe absondern, dessen biochemische Reaktionen es nur noch zu finden und zu erforschen gilt. Die Zahl der Patienten, die sich enttäuscht von dieser Schulmedizin abwenden, die ihnen außer Stahl, Strahl, Chemie und wenig Worten nichts zu bieten hat, nimmt ständig zu.

Sie alle sind auf der Suche nach anderen Behandlungsmöglichkeiten ohne das teilweise ungeheure Nebenwirkungsarsenal, das häufig im Menschen mehr anrichtet als die gewünschte Wirkung.

Homöopathie ist eine Findungs-Kunst.

Nicht jeder ist ein Homöopath, der sich so nennt oder nennen lässt.

Der Laie und leider auch der unkundige Mediziner tendiert dazu, alles mögliche und Unmögliche unter der Generalrubrik "Homöopathie" unterzubringen.

Um nur einiges zu nennen: Kräutertees, Pflanzensalben, Darmsymbioselenkung, Fasten, Ernährungstherapien haben in ihrer Reinform mit Homöopathie nichts, aber auch gar nichts zu tun. Auch Eigenbluttherapie, Ozonbehandlung, Blutwäsche, Chiropraktik, Akupunktur, Schröpfen sind Lichtjahre von der Idee des Samuel Hahnemann entfernt.

Ergänzend sei jedoch eingeräumt: Alle diese Verfahren können mit Sicherheit eine wertvolle Bereicherung durch die Homöopathie erfahren. Umgekehrt gilt: Ein Großteil dieser Methoden kann die Homöopathie in ihrem Wirkungsansatz unterstützen.

Homöopathie selbst ist ein schwieriges Unterfangen, da es gilt, den Leidenden, den Patienten in seiner Gesamtheit zu sehen. Ein wahrer homöopathischer Therapeut lernt nie aus, denn diese Art von Heilkunst ist ein lebenslanger Lernprozess.

Um es gleich in der Einleitung zu fixieren: Homöopathie macht ihren Gegenpol, die Allopathie, nicht überflüssig. Alles auf dieser Welt hat seinen Sinn und seine Berechtigung, auch die Allopathie - sonst gäbe es sie nicht. Es gibt in diesem Kosmos nichts Sinnloses.

Nur in dem Umfang ihrer Anwendung, in der Maßlosigkeit ihrer Ansprüche überzieht sie bei weitem die ihr zugedachte Rolle.

Auch die Homöopathie hat ihre Grenzen, worauf wir später noch ausführlich eingehen wollen.

Leider gibt es auch in der Homöopathie Fanatiker, die partout mit dem Kopf durch die Wand wollen und sich ideen-verhafteter als Hahnemann gebärden, ohne seine Fähigkeiten und vor allem seine Genialität aufzuweisen.

Homöopathisch tätige Therapeuten, die alles ausschließlich mit ihren Möglichkeiten lösen wollen, schaden nur der gesamten Bewegung.

Das soll keine Nestbeschmutzung sein, sondern eine Art kritisch-positive, notwendige Auseinandersetzung mit dem Titel-Thema. Schwülstiges Pathos und unreflektierte Glorifizierung nützen niemandem.

Hauptanliegen dieses Buches ist die Umsetzbarkeit in die Praxis.

Mein Wunsch ist es, dem Neueinsteiger wenigstens einige Tipps und Hinweise zu geben, die ihm einen Einstieg ermöglichen und gegebenenfalls erhoffte und unverhoffte Erfolgserlebnisse verschaffen.

Ähnlich verlief auch mein erster Kontakt mit der Hahnemann`schen reinen und medizinischen Lehre.

In meiner früheren Praxis entwickelte sich eine Art Frustration über die - wie ich damals dachte - unzulängliche konventionelle universitäre Ausbildung, die mich in so vielen Fällen einfach im Stich ließ, die mir nur Standardtherapien lieferte, ohne auf das Individuum eingehen zu können, ja, die mir so oft das Gefühl der Hilflosigkeit gab, die so weit ging, dass ich dem Patienten die Schuld für Komplikationen geben wollte, die außerhalb seiner Beeinflussbarkeit lagen.

In diesem Tal der Resignation war die Homöopathie für mich so etwas wie ein lang ersehnter und willkommener Quell der Hoffnung. Befremdlich erschien mir nur die Repertorisation, d. h. das Finden des geeigneten Mittels, wobei man unter einem bestimmten Symptom nachschlägt und sich zur großen Überraschung einem Wörter-Bandwurm von dreißig bis vierzig Mitteln gegenübersieht.

In dieser Phase war für mich die Auseinandersetzung mit dem Symbol- und Archetypen-Denken von C. G. Jung, mit der abendländischen Vier-Elementen-Lehre und der psychologischen Astrologie eine wertvolle Hilfe, da diese Denk-Gebäude mir häufig einen leichteren Zugang zum Wesen der Homöopathie verschafften.

Die Elektro-Akupunktur, speziell das VRT-Vegatest-Verfahren, bildete einen weiteren Erfahrungsmeilenstein.

Es ist mir häufig vergönnt gewesen, Patienten mit den Mitteln der Homöopathie zu helfen, die zuvor lange Irrfahrten hinter sich hatten, gegen die die homerische Odyssee nur eine Kreuzfahrt auf einem Urlaubsdampfer ist.

(Der große, wahrscheinlich auf Chios geborene Ependichter möge mir diesen banalen Vergleich verzeihen.)

Von diesen Erfahrungen möchte ich ein wenig in diesem Buch schildern, um anderen Kollegen, die ebenfalls auf der Suche sind, hilfreich zur Seite zu stehen. Zum anderen denke ich auch an meine Kursteilnehmer, die zwar die in Deutschland angebotenen Homöopathie-Grundkurse absolviert hatten, mir aber gestanden, die Verbindung zur Alltagspraxis nur relativ schwer knüpfen zu können.

Einen kleinen Wermutstropfen muss ich allen Lesern gleich am Anfang präsentieren: Wir leben in einer schnelllebigen Zeit. So kann es oft vorkommen, dass hervorragende Mittel aus Kostengründen oder Aspekten der Rationalisierung vom Markt verschwinden, eine Tatsache, die viele Behandler gerade in der letzten Zeit schmerzlich verspüren mussten. Um so mehr, da man als Verordner nicht immer direkt davon erfährt und erst durch einen etwas peinlichen Anruf von der Apotheke davon in Kenntnis gesetzt wird.

Aber Leben bedeutet nun einmal Wandlung, und so muss man auch mit diesen Misshelligkeiten zurechtkommen.

Was ich Ihnen allen, die Sie dieses Buch lesen, nicht ersparen kann, ist die zeitlich aufwendige und intensive Arbeit an diesem Thema. Es ist kein Spaziergang, aber Sie werden dafür sicher in Ihrer Praxis und hoffentlich in Ihrer Familie (dort ist es meistens schwerer) durch zufriedene Patienten belohnt werden.

Sie wissen ja: Zufriedene Patienten sind die beste Reklame für Sie. Der Patient als solcher ist auch einer der Motivationsgründe für dieses Buch.

Die unbeugsamen und nicht lernfähigen Ärzte sind noch sehr zahlreich. Das zeigt der Ausspruch eines Orthopäden aus dem Großraum Frankfurt: „Homöopathie ist Volksverdummung!“

Deren Patienten müssen die Chance der weitergehenden Information und des Anstoßes zur Selbsthilfe erhalten.

Möge dieses Buch denjenigen in die Hände fallen, ganz zufällig, die es als Anregung gerade benötigen.

Der Autor

Bad Soden, Oktober 2001

Geschichte der Homöopathie

Das Prinzip der Homöopathie ist so alt wie dieses Universum.

Der Begründer der Homöopathie, Dr. Samuel Hahnemann, hat es nicht erfunden. Vielmehr ist er derjenige gewesen, dem es vom Schicksal her vergönnt war, die Regeln und Gesetzmäßigkeiten der Homöopathie zu finden oder zu entdecken und in Worte zu kleiden.

Vor ihm haben andere dieses kosmische Muster erahnt, z. B. Paracelsus, konnten es aber nicht mit jener Perfektion in die Welt bringen, wie es Hahnemann gestattet war.

Das Leben Hahnemanns ist ein buntes Kaleidoskop, voller Unruhe und Wanderungen, voller Starrsinn und Opposition gegenüber der damals in der Tat recht einfallslosen Lehrmedizin und durchzogen von der großen Idee, die wie ein Fanal an seinem Gedankenhimmel stand.

Es gehörte in der Tat eine ungeheure Kraft und ein unerschütterlicher Glaube dazu, durch alle Tiefen des Lebens, all den Entbehrungen, allen Anfeindungen und Verleumdungen zum Trotz seiner Vorstellung vom Ähnlichkeitsprinzip treu zu bleiben.

Dem astrologisch Interessierten wird das Muster seiner Persönlichkeit ungleich klarer, wenn er einen Blick auf das Horoskop Hahnemanns wirft.

Der Aszendent Schütze zeigt seine Anlagen. So eine kosmische Regieanweisung zeugt nicht gerade von einem kleinkarierten Denken, sondern tritt schon mit einem großen Anspruch an die Welt heran. Klotzen statt Kleckern ist angesagt, würde man heute auf Neudeutsch sagen.

Die Sonne, die die Bühne des Lebens repräsentiert, steht im Widder. Ähnlich wie die antike Ramm-Maschine pflegt so ein Mensch in manchen Situationen mit dem Kopf durch die Wand zu gehen und emotionell feurig zu reagieren. Quasi als krönende Zugabe, die allem noch die nötige Würze verleiht, steht fast exakt auf dem Aszendenten noch der Pluto, der dem Horoskopeigner die

Ideenverhaftetheit und den Fanatismus sehr ausdrücklich in die Wiege legt.

Samuel Hahnemann wurde 1755 geboren, im gleichen Jahr wie Maria Antonia, die später als Marie Antoinette tragischerweise ihren Tribut an die Guillotine der französischen Revolution zahlen musste.

Nach einer kurzen zweiten Ehe, die Hahnemann als Achtzigjähriger mit der um rund vierzig Jahre jüngeren Melanie d`Hervilly einging, verstarb er 1843 in Paris.

Wer sich näher für sein Leben interessiert, der möge sich von der Firma DHU, Karlsruhe, die Vita Hahnemanns senden lassen. Weitaus plastischer und eindrucksvoller jedoch ist das Werk von Herbert Fritsche über den Entdecker des homöopathischen Prinzips.

Den Initialfunken beim Weg zum Simile gab die Übersetzung der "Materia medica" von Cullen aus dem Englischen.

Darin war die für Hahnemanns Leben entscheidende Beobachtung enthalten: China-Rinde, das damals einzige Mittel bei Malaria, ruft beim Gesunden ähnliche Symptome hervor wie die Erkrankung selbst.

Hahnemann machte seinen ersten Selbstversuch. Später wurde die gesamte Familie in weitere Arzneimittelversuche einbezogen. Wir wissen nicht, wann eigentlich genau die Eingebung Hahnemann überfiel, nicht nur zu verdünnen, sondern zusätzlich zu potenzieren.

1796 ist in seinen Werken erstmals die Rede von der dynamischen oder potenzierten Arznei.

Erkenntnisse kommen und gehen. Was heute in der technisierten Medizin als modern gilt, trägt bereits das Flair des Veralteten in sich und ist morgen bereits Schnee von gestern. Die sich in der letzten Zeit häufenden „Unfälle" mit allopathischen Mitteln sind zudem ein beredtes Zeugnis für die zeitlich schnelle Hinfälligkeit (um nicht in irgendwelche Rechtsprozesse hineingezogen zu werden, wird auf Namen und Firmen bewusst verzichtet)

Die Homöopathie hingegen, jene blitzartige geniale Intuition in der rechten Hirnhemisphäre des großen Einzelnen, lebt unverändert aktuell fort und findet im beginnenden Zeitalter des Wassermanns tagtäglich weltweit immer mehr Anhänger.

Verdünnen oder Potenzieren?

Diese Frage scheidet bereits die Geister.

Auf der einen Seite stehen die Vertreter der orthodoxen Medizin, der strengen wissenschaftlichen Lehre der Universitas verschrieben. Ihrer Ansicht nach ist es unmöglich, die Wirkung eines Heilmittels zu erhöhen, indem man es verdünnt, wie sie sagen.

Das Potenzieren verstehen sie noch viel weniger.

Und so vermuten sie hinter allem eine Placebo-Wirkung, Scharlatanerie, Humbug oder gar Rückfall ins finsterste Mittelalter.

Richtig suspekt wird es aber bei den so genannten Hochpotenzen ab D 30, in denen aller Wahrscheinlichkeit nach kein einziges Molekül der Ausgangssubstanz mehr vorhanden ist. Diesen Mitteln noch eine Wirkung zuzuschreiben - das muss wahrhaftig etwas mit Aberglauben zu tun haben. Man kann mit Gewalt aus einem Saulus keinen Paulus machen, und so muss man eben mit den Gegnern der Homöopathie leben.

Auf der anderen Seite befinden sich die Anhänger Samuel Hahnemanns, die tagtäglich in ihrer Praxis die Gedanken ihres geistigen Ziehvaters nachzuvollziehen bemüht sind.

In der Tat, es gibt einen großen Unterscheid zwischen Verdünnen und Potenzieren. Die immer wieder vorgetragene These, ein paar Tropfen in den Bodensee könnten doch wohl keine Wirkung haben, wird damit voll und ganz gegenstandslos.

Verdünnen

Eine Ausgangssubstanz wird im bestimmten Verhältnis bzw. in bestimmten Schritten durch Zugabe eines Verdünnungsmittels „gestreckt".

Je nach Verdünnungsgrad wird die Anzahl der Moleküle des Ursprungsmediums immer geringer.

Potenzieren

Nur ein einziger, augenscheinlich geringer Unterschied ist es, der „Verdünnen" und „Potenzieren" trennt. Aber dieses Procedere ist von eminenter Bedeutung.

Nach jedem Verdünnungsvorgang wird das neu entstandene Gemisch durch ungefähr zehn kurze, ruckartige Schüttelschläge "verschüttelt" und damit in einen neuen energetischen Zustand versetzt.

Bis zur D 23 spielt die naturwissenschaftliche Medizin mit arg gerunzelten Augenbrauen noch mit, denn die Loschmidt`sche Zahl besagt, dass in jedem Mol eines chemischen Mittels ungefähr 6×10^{23} Moleküle vorhanden sind. Misstrauisch werden die Gegner der Homöopathie aber bei der dreißigsten, hundertsten, tausendsten etc. Potenz, die keine Ausgangsmoleküle mehr enthalten kann.

Dennoch prangen auf den Fläschchen noch Namen wie Arnica, Belladonna oder Lachesis.

Wie kann man das überhaupt noch vertreten?

Handelt es sich nicht gar um Betrug am Konsumenten oder Patienten?

Es ist immer schwer, Dinge in Worte zu kleiden oder in die Bildhaftigkeit zu bringen, die im Grunde nicht beschreibbar sind bzw. sich einer direkten Imagination entziehen. Betrachten Sie daher die folgenden Erklärungsmuster als eine Metapher, eine hilflose Art von Gleichnishaftigkeit.

Das, was wir Welt, Kosmos oder Universum nennen, ist ein hierarchisches System. Fassbare, greifbare Dinge, die zudem in die Sichtbarkeit getreten sind, stellen die unterste Stufe dieser Ordnung dar - wir haben dafür den Namen Materie geprägt.

Denen, die immer überheblich die unterste Stufe der Schöpfung als etwas Minderwertiges darstellen, die es schnellstmöglich wieder zu verlassen gilt und die in „höhere" Ebenen, was immer das sein mag, zu entfliehen versuchen, möchte ich ins Stammbuch schreiben:

Hören wir auf zu werten! Nehmen wir die Materie als das, was sie ist: Als eine Emanation des Schöpfers und somit als heilig. In jeder Zelle des Menschen waltet ein ordnendes, gestaltendes Prinzip.

Auch wenn die indische Religionsphilosophie diese Welt als Maya, als Schein abtut: Täuschen wir uns nicht. Sie hat doch eine Unmenge von harten Kanten und scharfen Ecken, die uns im wahrsten Sinne „Kopf-Zerbrechen" und Schmerzen bereiten können.

Ohne in noch weitere Details zu gehen, wollen wir eines postulieren: Geistige (unsichtbare) Prinzipien oder Schichten sind der Materie übergeordnet, oder:

Materie ist „ausgedünnter" Geist (so merkwürdig das klingen mag). Sie werden nun sicher fragen, was diese Betrachtungen mit der Homöopathie und ganz speziell mit der Potenzierung zu tun haben. Außerordentlich viel, wie wir jetzt sehen werden.

Rufen Sie sich noch einmal das Procedere in Erinnerung, worin sich das Potenzieren vom Verdünnen unterscheidet.

Es ist das Verschütteln.

Da in fast allen Lehrbüchern der Homöopathie auf das Eigentliche, das Wesentliche überhaupt nicht eingegangen wird, will ich es etwas näher erläutern.

Was passiert denn eigentlich bei diesem ominösen Verschütteln, ohne das die Homöopathie offenbar nicht auskommt? Worin liegt das Geheimnis der energetischen Veränderung?

Bei jedem Schüttelschlag wird die Materie für einen kurzen Moment in einen „unirdischen" Zustand versetzt. Es ist das Ereignis der Schwerelosigkeit. Für den Bruchteil einer Sekunde ist die Erdenschwere aufgehoben und damit die Gravitation außer „Kraft" gesetzt.

Die Gravitation ist jene physikalische Größe, so glaubt man zumindest, die man zwar berechnen kann und deren Auswirkungen wir bei

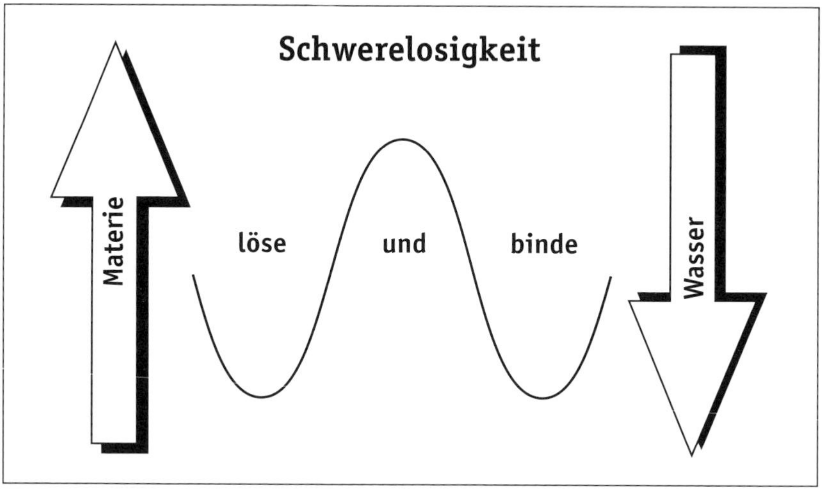

Abbildung 1: Prozess der Verschüttelung

jedem Fall so deutlich spüren, deren ureigenstes Wesen und deren Herkunft uns aber wohl immer ein Rätsel bleiben werden - physikalisch zumindest.

Dieser Moment der Schwerelosigkeit ist offenbar die Conditio sine qua non, um die Information oder die Kraft, die in der Materie steckt, in immer reinerer Form auf ein anderes Medium, meist Wasser oder Aethylalkohol, zu übertragen.

Die Moleküle erfahren dabei ebenfalls eine Veränderung - aber davon soll später die Rede sein.

Wir können dieses Vorgehen mit einem anderen Wort als Löse- und Bindeprozess bezeichnen.

Die Information, die in jedem Atom, jedem Molekül, jeder Pflanze, jedem Lebewesen steckt, wird nach und nach auf eine andere Trägersubstanz aufmoduliert.

Mit jedem Potenzierungsschritt wird der materielle Anteil geringer, aber der informative Charakter stärker.

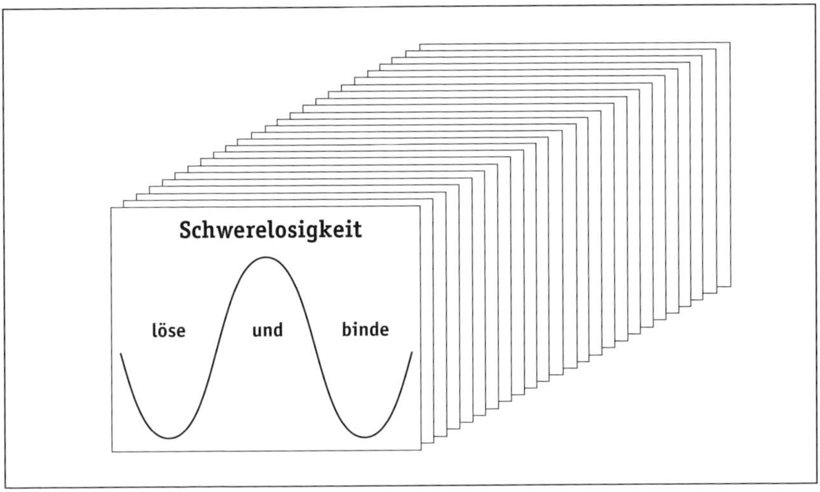

Abbildung 2: Prinzip der Potenzierung

Eine hohe Potenz kann daher eine enorme Auswirkung auf den ganzen Menschen haben - auf die körperliche, psychische und mentale Sphäre. Auch wenn mit chemischen Untersuchungsmethoden in dem Mittel kein einziges Molekül der Ausgangssubstanz nachweisbar ist!

Denn: Die naturwissenschaftliche Sichtweise ist nur eine Betrachtungsweise der Welt, die sicher in vielen Bereichen stimmig ist, jedoch längst nicht für alle Erscheinungsmuster des Lebens Gültigkeit hat. Wissenschaftliche Untersuchungsmethoden analysieren im Grunde stets nur die Materie - der Informationsgehalt eines Trägermediums ist nicht in Erfahrung zu bringen.

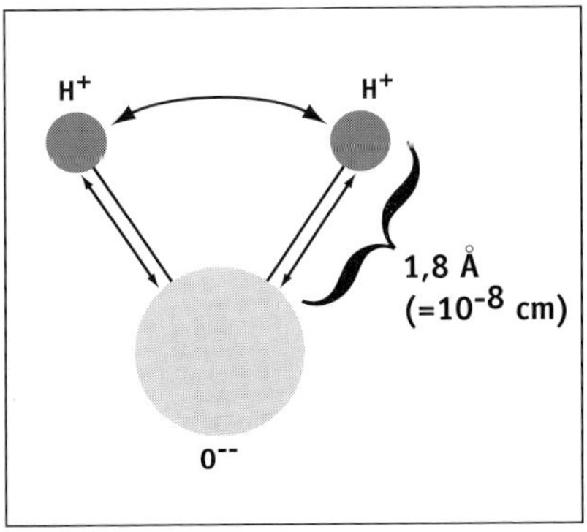

Abbildung 3: Wassermolekül
Die Bestandteile oszilieren unter- und gegeneinander

So wird eine chemische Analyse einer bespielten Musik-Cassette das Chromdioxid des Bandes zu Tage fördern - die Symphonie

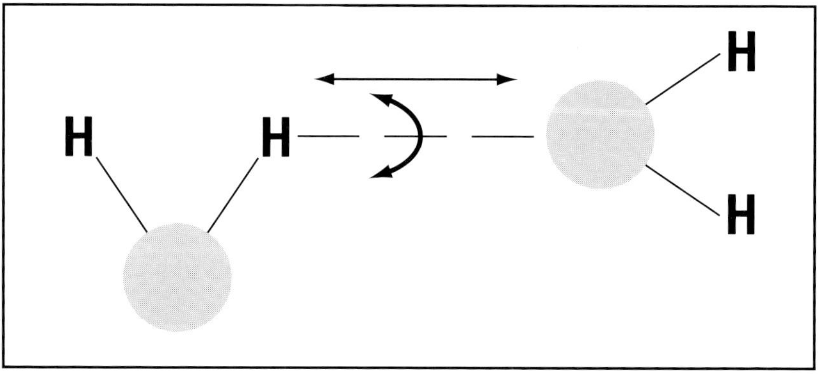

Abbildung 4: Wasserstoff-Brückenbindungen

von Beethoven oder die Rockmusik der Beatles sind chemisch nicht existent.

Ein Buch kann mit noch so akribischen Methoden analysiert werden, außer Holz, Druckerschwärze und Leim wird unter dem Strich nichts herauskommen.

Hermann Hesses "Steppenwolf" oder Patrick Süßkinds "Das Parfüm" bleiben - chemisch - unentdeckt.

Information ist etwas Abstrakt-Nicht-Fassbares und braucht immer einen Träger oder ein Medium.

Ebenso ist es bei der Homöopathie. Je potenzierter, desto abstrakter, aber reiner und „geballter" ist die Information.

Um vom menschlichen Organismus mit all seinen Schichten „gelesen" werden zu können, muss sie an eine andere Substanz gekoppelt werden.

Wasser, um einmal beim einfachsten Medium zu bleiben, wird durch die Potenzierungsschritte ebenfalls in seinem Wesen verändert. Die chemische Formel für Wasser lautet H_2O - also zwei Atome Wasserstoff verbunden mit einem Atom Sauerstoff. Wasser, dieses für alle Lebensprozesse unentbehrliche Molekül, ist aber mehr als die bloße Agglomeration von drei Atomen.

Da die Atome verschieden geladen sind, lagern sie sich aneinander und bilden regelrechte Gemeinschaften, die bestimmte Ordnungsstrukturen aufweisen. In der Fachsprache werden sie als Cluster (=Haufen) bezeichnet.

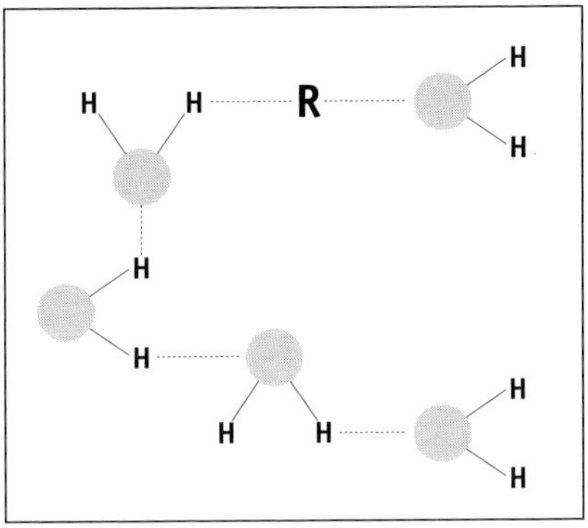

Abbildung 5: Cluster-Strukturen des Wassers

Je höher der Potenzierungsgrad, desto zahlreicher sind die Mitglieder der neu gebildeten "Gemeinschaft" und desto höher der Ordnungsgrad.

Es scheinen sich hexagonal-dreidimensionale Ketten zu bilden, die etwa an die DNA (DNS) der Erbsubstanz erinnern. Wasser wird somit zum höheren Hilfsträger homöopathischer = informativer Muster.

Hochfrequente Strahlungen, u. a. auch die Mikrowelle, zerstören diese energetischen Gebilde.

Ein anderes Erklärungsmuster - mehr nicht - stellen die Abbildungen 7-9 dar.

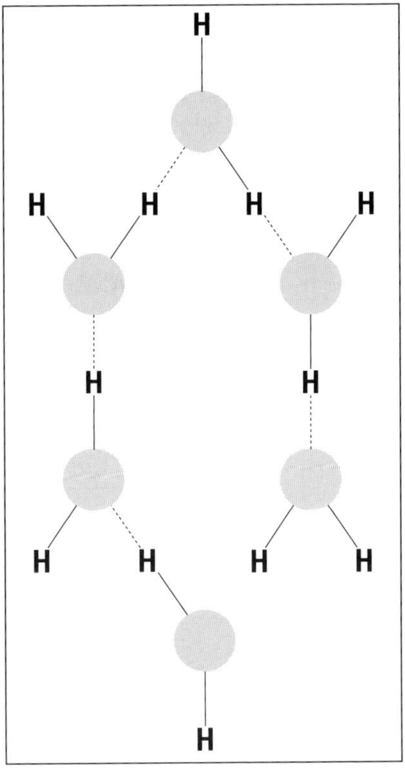

Abbildung 6a: Eine der vielen möglichen Strukturen der H_2O-Cluster

Die in der dritten Abbildung sichtbaren Zacken sollen die stärkere Wirkung einer höheren Potenz ausdrücken.

Zum Abschluss dieses Kapitels möge eine Sichtweise der Esoterik das Spektrum der Interpretationsversuche abrunden.

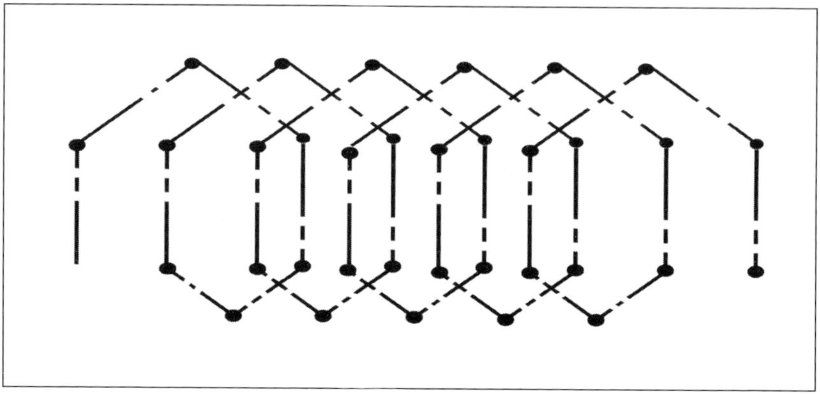

Abbildung 6b: Eine mögliche Struktur für die räumliche Ausbreitung des vorangegangen Beispiels

Materie oder Substanz sind die Phänomene, die sich am weitesten von ihrer geistigen Urheimat entfernt haben, so wie es analog-verschlüsselt in der Schöpfungsgeschichte der Bibel beschrieben ist.

Homöopathie ist der Versuch, das Gefallene wieder zu erheben, es zu „veredeln", es in die Richtung des ungeteilten Ursprungs zu bewegen, d. h. den Schöpfungsprozess rückgängig zu machen.

Horchen wir dazu in unsere Sprache herein.

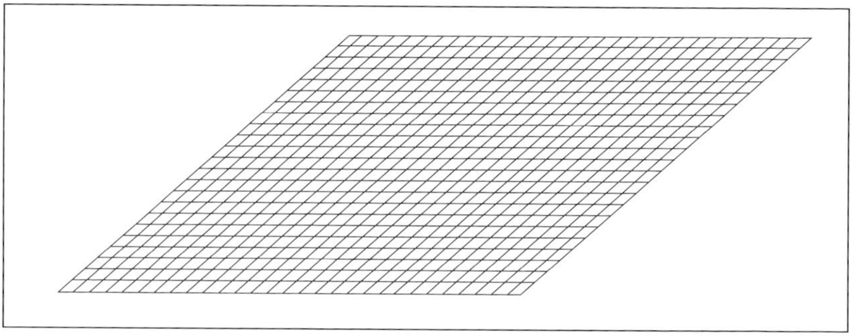

Abbildung 7: Wasser ist das Medium zum:
• Verschütteln • Potzenzieren • Dynamisieren
der Ausgangssubstanz (Urtinktur)

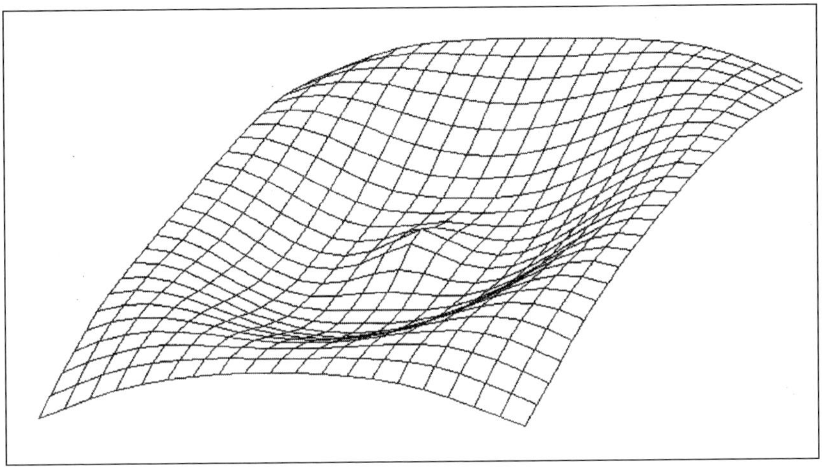

Abbildung 8: Moleküle der Ausgangssubstanz (Urtinktur) lagern sich in das Raum-Gitternetz der Wassermoleküle ein und verändern das Gesamtbild. Daraus entsteht ein neues Wirkungsprinzip.

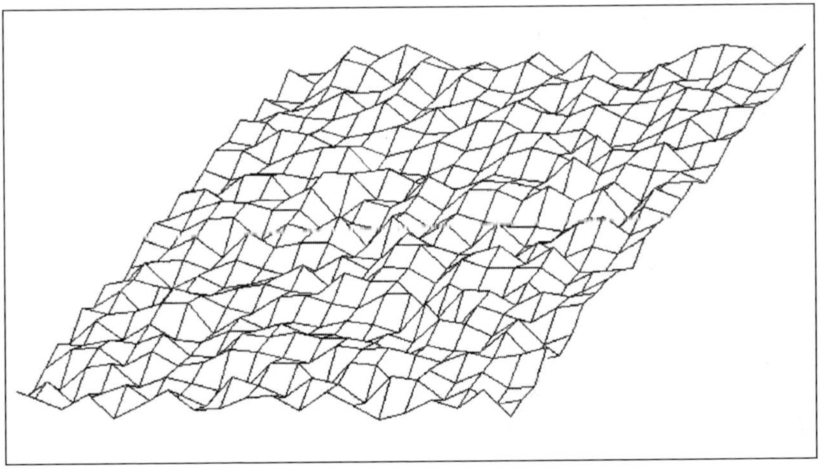

Abbildung 9: Die Anzahl der Potzensierungsschritte verändert entsprechend das Raum-Gitternetz der Wassermoleküle.
Je höher die Potenzierung, desto höher die Wirksamkeit

Schöpfung, schöpfen und Wasser sind Begriffe, die eine innige Beziehung zueinander haben.

Sollte das vielleicht der geheimnisvolle Grund sein, warum Wasser eine so eminent wichtige Rolle spielt?

Der pragmatische, nur am Tun orientierte Leser wird bereits ungeduldig auf den praktischen Teil schielen.

Den nachdenklich-fragenden Leser möchte ich mit einer weiteren Überlegung konfrontieren. Weiter oben wagte ich die These, dass offenbar Schwerelosigkeit für den Prozess der Wandlung von unverzichtbarem Belang ist. Wie steht es denn nun um die Astro- und Kosmonauten, wie sie menschlich-überheblich wegen ihrer kosmischen Mikrotrips apostrophiert werden?

Sind sie eigentlich durch ihren Aufenthalt anders geworden? Mit echter Sicherheit wissen wir es nicht. Aber ein Mensch, so denke ich, der einmal die Erde aus dieser ungewohnten Perspektive mit ihrer so verletzlich-dünnen Biosphäre gesehen hat, ist nicht mehr der, der er vorher war.

Er wird mit Sicherheit zu unserem blauen Planeten, der einzigen für Menschen bewohnbaren Welt im Umkreis von Lichtjahren, eine gänzlich andere, innigere Beziehung entwickelt haben.

Verabreichungsmöglichkeiten

Die hauptsächlichen Verabreichungsformen sind:

1. Tropfen
2. Tabletten
3. Globuli
4. Ampullen
5. Salben.

Der Herstellungsmodus der Tropfen wird in einem der nächsten Kapitel geschildert. Tabletten werden durch Verreiben der Ausgangssubstanz in Milchzucker in verschiedenen Schritten hergestellt.

Globuli (Einzahl: Globulus) sind kleine Milchzuckerkügelchen, die mit der jeweiligen Potenz besprüht werden.

Die Verordnungsweise hängt vom Therapeuten und den Gegebenheiten des Patienten ab. Einem Kleinkind wird man keine Tropfen geben, da sie aus Gründen der Haltbarkeit mit Alkohol versetzt sind. Globuli sind dafür geeigneter.

Einem Patienten, der Alkoholiker war und jetzt trocken ist und auch bleiben will, wird man das Homöopathikum aus Sicherheitsgründen in Tablettenform verordnen.

Ampullenpräparate, z. B. Organpräparate, müssen nicht immer injiziert werden. Sie können auch getrunken werden.

Ein Patient, der einen empfindlichen Magen hat, kann auch einmal die perkutane Form der Salbenapplikation wählen.

Wichtiger Hinweis für Zahnärzte:

Homöopathische Ampullen müssen nicht subperiostal injiziert werden. Es reicht völlig aus, wenn sie submucös oder intramuskulär injiziert werden. Das erspart dem Patienten unnötige Schmerzen.

Einige Grundsätze sind bei der Einnahme der homöopathischen Mittel unbedingt einzuhalten:

1. Die Heilmittel sollten tunlichst vor oder in zeitlichem Abstand nach den Mahlzeiten eingenommen werden. Das Essen, wenn auch für den materiellen Aufbau des Körpers unerlässlich, kann aber mit seinen relativ groben Informationen den Impuls der Homöopathika überlagern oder stören.

2. Es empfiehlt sich, die Mittel etwas im Mund zergehen zu lassen. Die Mundhöhle stellt ein hochsensibles Areal dar, in dem die Resorption der Information beginnt.

3. Nicht jeder empfindet den Alkohol der Tropfen auf der Zunge als angenehme Sensation. In diesen Fällen können die Tropfen in ein Glas stilles Wasser (wichtig: ohne die aggressive Kohlensäure) gegeben werden und wie unter Punkt 2 beschrieben eingenommen werden.

Homöopathika, Nosoden, Isopathika, Organpräparate

Zur Vertiefung des Verständnisses ist eine Definition der einzelnen Untergruppierungen von Wichtigkeit. Allzu leicht schleichen sich sonst verwaschene Vorstellungen und ungenaue Begriffe ein.

1. Homöopathika

Ausgangssubstanzen sind Mineralien, Metalle, Pflanzen, Tiere.

Als Homöopathika bezeichnet man diejenigen Mittel, deren Herstellung auf Hahnemann zurückgeht. Für sie und nur für sie allein gilt der geniale, von Hahnemann als erstem in dieser Klarheit formulierte Grundsatz: **Similia similibus curentur.** Zu deutsch: Ähnliches möge durch Ähnliches geheilt werden.

Des Lateinischen Unkundige, die zudem die Wörter Demut und Hoffnung in ihrer ganzen Dimension nicht erfasst haben, verwenden häufig das Wort: curantur. Zu deutsch: wird geheilt.

In derart einfachen Denkschablonen bewegt sich das großartige Wunder nicht, das wir - manchmal ein wenig achtlos und ohne Ehrfurcht - als Heilung bezeichnen.

Heilung enthält stets eine transzendente Komponente und ist kein mechanisches, notwendig eintretendes Ereignis. Über das weit verbreitete Anspruchsbillet, in unserem Sozialstaat Krankenschein genannt, ist dieser Prozess mit Sicherheit nicht einzuleiten.

Was verbirgt sich nun hinter diesem geheimnisvollen Satz?

Materie ist grundsätzlich giftig - alles nur eine Frage der Dosis. Das gilt ausnahmslos für sämtliche Bestandteile der Welt. Ein Glas Wasser, nach einer anstrengenden Wanderung in südländischer Hitze, kann zum köstlichsten Labsal werden, das man sich in diesem Augenblick vorstellen kann. In einem See aus eben diesem Wasser kann ein Mensch ertrinken.

Eine Prise Salz auf einem Frühstücksei ist geschmacklich sicherlich reizvoll. Eben dieses Salz in ungeheuren Mengen, wie es beispielsweise im Meerwasser vorhanden ist, eingenommen, wird dem Körper zur peinigenden Qual, wie wir aus Erzählungen von Schiffbrüchigen wissen.

Jedes Mineral und jede Pflanze führt bei einer Überdosis zu bestimmten Symptomen. Kommt nun ein Kranker in eine homöopathische Sprechstunde (in der wirklich noch mit den Menschen gesprochen wird), der die gleichen Symptome hat wie eine bestimmte Pflanze in Überdosis hätte, dann ist diese Pflanze für diesen Patienten das Heilmittel.

Auf einen kurzen Nenner gebracht, kann man die Vorgänge wie folgt artikulieren: Dasjenige Mittel, das beim Gesunden bestimmte Erscheinungen hervorruft, ist das Heilmittel für den Kranken, der unter den gleichen Symptomen leidet. Ähnliches möge durch Ähnliches geheilt werden.

Allerdings nicht in seiner Reinform, sondern als potenziertes Mittel, als dynamisierter Extrakt.

Zum besseren Verständnis möge ein Mittel dienen. Es ist mir zwar fast peinlich, auch wieder dieses Paradebeispiel anzuführen, das in so vielen Kursen dafür herhalten muss, aber es hat den unschätzbaren Vorteil der persönlichen Nachvollziehbarkeit, denn jeder hat es wahrscheinlich schon erlebt.

Zwiebeln schneiden ist wahrhaftig kein Vergnügen, besonders wenn es nicht nur bei einer bleibt. Die Augen brennen als erstes, sie beginnen zu tränen, die Nase beginnt zu laufen, ein dünnfließender heller Schnupfen ergießt sich ins Papier- oder Stofftaschentuch. Nun kommt ein Kranker in die Praxis, den eben diese Symptome von etlichen und, wie er meint, wichtigen Vorhaben ablenken. Dieser Patient braucht das Mittel, das beim Gesunden die gleichen Symptome hervorruft. Aber nicht in der eben erwähnten reinen Zwiebelform, sondern in ihrer homöopathisierten, z. B. als Allium cepa D 6.

Ein weiteres Beispiel als Intensivstütze sei gleich hinterher geschickt: Als ich Schüler der ersten Klassen war, galt es bei uns als Mutprobe, barfuss durch Brennnesseln zu laufen (Heute wird so etwas in abstrahiert-pervertierter Form als Ballerspiel am Computer abgehandelt).

Jeder von Ihnen, der einmal das (Un)Glück hatte, in die Nesseln zu fallen, dorthin also, wo sich ohnehin so viele hinsetzen, weiß, was einen danach erwartet: Rötung der Haut, quaddelartige Erhebungen, Brennen und Jucken.

Einem Kranken, der ähnliche Erscheinungen auf der Haut hat, dem ein Dermatologe womöglich mit Cortison-Salben auf die Quaddeln rücken will, kann gegebenenfalls mit den Homöopathika Urtica urens oder Urtica dioica geholfen werden.

2. Nosoden

Die Geschichte der Nosoden möchte ich Ihnen ersparen. In diesem Buch sind zunächst die Definition, später Einsatzmöglichkeiten wichtiger.

Ausgangssubstanzen sind:

Bakterien, Pilze, Viren, pathologisch veränderte Körper-Organe und -Sekrete (sterilisiert, anschließend aufbereitet und potenziert).

Dazu ein Beispiel:

Leiden Sie unter den lästigen, immer wieder auftretenden Lippenbläschen, so wäre die Nosode Herpes simplex (als D 10 oder D 12) für Sie ein in Frage kommendes Therapeutikum.

Bildlich könnte man Nosoden wie folgt beschreiben: Dem Organismus wird nicht das (relativ grobe) Original der Bakterien oder Viren verabreicht, sondern das (potenzierte) abstrakte Bild als Information, damit er seine Abwehrmaßnahmen an diesem abstrahierten Abbild orientieren und ausrichten kann.

Somit wird die Nosode zur Vorstellungshilfe für den Organismus, um das körperfremde Störpotenzial plastischer zu sehen.

3. Isopathika

In diesem Wort stecken die Bestandteile Iso (= gleich) und pathisch (= krank).

Dieses Prinzip orientiert sich zwar am Homöopathikum, in dem die Bestandteile homöo (= ähnlich) und pathisch (= krank) enthalten sind, hat aber eine gänzlich andere Denkrichtung.

Ausgangssubstanzen sind:

Allopathika, chemische (belastende) Stoffe wie z. B. Insektizide, Pestizide, sonstige Umweltgifte, ferner zahnärztliche Materialien. Die Mittel werden aufbereitet und potenziert.

In Anlehnung an die Hahnemann`sche Regel gilt:

Aequalia aequalibus curentur. Gleiches möge durch gleiches geheilt werden.

Im Klartext bedeutet das: Das potenzierte schädigende Agens bewirkt eine Bindung und Ausscheidung des im Körper abgelagerten Toxins. Voraussetzung dafür ist ebenso wie beim Einsatz von Nosoden eine gesunde Nieren- und Leberfunktion sowie eine ausreichende Flüssigkeitszufuhr in Form von stillem, aufnahmefähigem Wasser.

Ein Beispiel dazu:

Stellt sich heraus, dass ein Patient durch Holzmöbel belastet ist, die Formaldehyd abgeben, so wird man versuchen, diese Substanz durch das entsprechende Isopathikum, zum Beispiel Formaldehyd D 12 oder D 15 auszuleiten.

Dazu müssen unbedingt Nieren-, Leber- und meistens auch Pancreas-Präparate unterstützend eingesetzt werden.

4. Organpräparate

In gewissem Sinne liegt eine Ähnlichkeit zu den Nosoden vor, allerdings mit einem großen Unterschied: War es dort das Bild der Krankheit etc., das dem Organismus als Leitmotiv zur Heilung eingegeben wurde, so handelt es sich bei den Organpräparaten um ein mehr oder weniger abstraktes Bild von gesunden Organen, die den Heilungskräften wie eine Orientierungsschablone vorgehalten werden.

Ausgangssubstanzen sind:

Gesunde Organe biologisch aufgezogener Kälber, Lämmer oder Schweine (je nach Firma).

Organpräparate haben nichts gemein mit Frischzellen o. ä., sie dienen ausschließlich als energetische Leitschiene für die Regeneration und Gesundung.

Beispiele:

Hepar D 5 bei einer chronischen Lebererkrankung. Pulpa dentis D 30 bei einer akuten Pulpitis zur Schmerzbekämpfung.

Merke:

Phytotherapeutika und Tees sind keine homöopathischen Mittel, sie können aber als Ausgangssubstanz für die Potenzierung dienen.

Potenzierungen

Wer das erste Mal in homöopathische Bücher hineinsieht, mag etwas verwirrt sein. Da steht vor der Zahl einmal ein großes D, ein andermal wiederum ein C oder ein LM oder Q. Hierbei handelt es sich um Angaben über die Verdünnungsgrade bei jedem Potenzierungsschritt.

Im deutschen Sprachraum sind die D-Potenzen (von Dezimal) am häufigsten, so dass daran das Prinzip der Verschüttelung beschrieben werden soll.

D-Potenzen

1 Teil Arnica (Urtinktur)	+ 9 Teile Wasser = Arnica D 1
1 Teil Arnica D 1	+ 9 Teile Wasser = Arnica D 2
1 Teil Arnica D 2	+ 9 Teile Wasser = Arnica D 3
1 Teil Arnica D 3	+ 9 Teile Wasser = Arnica D 4
1 Teil Arnica D 23	+ 9 Teile Wasser = Arnica D 24

usw.

Der Vollständigkeit halber sei noch einmal darauf verwiesen, dass jedes = Zeichen immer den Akt der Verschüttelung beinhaltet.

C-Potenzen

1 Teil Urtinktur mit 99 Teilen Lösungsmittel versetzt usw.

C-Potenzen (von centum = lat. hundert) sind im französischen, englischen und indischen Sprachraum geläufig.

LM-Potenzen

1 Teil Urtinktur mit 50.000 Teilen Lösungsmittel versetzt usw. LM-Potenzen zeichnen sich dadurch aus, dass mögliche Erstreaktionen milder verlaufen als bei D- und C-Potenzen.

Welche Potenz bei akuten und chronischen Erkrankungen?

Echte Homöopathen sind Individualisten. Sie sind daher oft nur schwer in bestimmten Normierungen oder Kategorien unterzubringen. Daher ist alles in diesem Kapitel Gesagte nur als grobe Leitlinie bzw. als approximatives Verordnungsmuster anzusehen.

Da die im Kapitel zuvor angegebenen Unterformen der Homöopathie verschiedene Potenzierungen bei gleichen Erkrankungen erfordern, will ich sie auch im einzelnen abhandeln.

Besonders der homöopathische Novize sollte dieses Kapitel recht genau studieren.

1. Homöopathika

Akute Erkrankungen erfordern niedrige Potenzierungen.

Chronische Erkrankungen erfordern hohe Potenzierungen.

Beispiel: Ein akuter fiebriger Infekt wird der Gabe von Belladonna D 8 bedürfen.

Um die Auswirkungen einer lange bestehenden chronischen Tonsillitis zu kupieren, wird man u. a. zu Mercurius solubilis D 15 oder D 30 greifen.

2. Organpräparate

Beim Einsatz dieser Heilmittel gilt es umzudenken, denn die Potenzierung ist genau umgekehrt wie bei den Homöopathika. Akute Erkrankungen verlangen hohe Potenzierungen. Chronische Veränderungen erfordern niedrige Potenzierungen.

Beispiel: Bei einer akuten Tonsillitis wird man Tonsillae palatinae D 20 oder D 30 einsetzen.

Im Fall von chronisch veränderten Tonsillen wird man eher zu den Tiefpotenzen Tonsillae palatinae D 5, D 6 oder D 8 greifen.

3. Nosoden

Beim Einsatz von Nosoden gibt es unbedingt folgendes zu beachten: Je niedriger die Potenz, desto höher der Gehalt an Ausgangssubstanz und desto höher auch die Möglichkeit, Reaktionen hervorzurufen.

- Akute Erkrankungen:
  Tiefere Potenzen wie D 8, D 10

- Chronische Erkrankungen:
  Höhere Potenzen wie D 30, D 60

4. Isopathika

Sinngemäß gelten die Aussagen, die über die Nosoden getroffen wurden.

- Akute Erkrankungen:
  Tiefere Potenzen wie D 8, D 10, D 12

- Chronische Erkrankungen:
  Höhere Potenzen wie D 30, D 60, etc.

Das Thema ist an diesen allgemeinen Stellen stark gestrafft. Bei den einzelnen spezifischen Fragen wird die Potenzierungsfrage noch einmal aufgegriffen.

Homöopathie unter astrologischen Gesichtspunkten

Erwähnenswert wäre der Vollständigkeit halber noch eine Methode, auf die fast alle homöopathischen Therapeuten nicht eingehen, da sie ihnen fremd und unverständlich ist. Es ist die Münchner Rhythmenlehre von Wolfgang Döbereiner.

Sein Krankheitsbegriff orientiert sich an anderen Gegebenheiten.

Jeder Mensch wird zu einem auf ihn abgestimmten Zeitpunkt als Wesen in diese Welt der Formen hineingeworfen (im Normalsprachgebrauch Geburt genannt). Dementsprechend erwarten ihn bestimmte Aufgaben. Zeit ist kein statischer Faktor, sondern besitzt eine bestimmte Dynamik. So ergeben sich innerhalb des Geburtsbildes (auch Horoskop genannt) zwischen Geburtsbild und aktuellem Gestirnsstand sowie im aktuellen Zustand bestimmte Gestirnskonstellationen, die per se auf den Menschen zwar nicht einwirken, aber bestimmte Aufgaben oder Konfliktsituationen signalisieren.

Beim Bewältigen dieser Spannungszustände, die durchaus schon korporale Symptome zeigen können, stellen die von Wolfgang Döbereiner empirisch-intuitiv gefundenen Mittel, die mit bestimmten so genannten Gestirnsaspekten korrelieren, eine Art (homöopathische) Lösungs- oder Bewusstmachungshilfe dar.

Ein Laufzettel, der sich über einen gewissen Zeitraum erstreckt, schildert die Aspektinhalte und gibt die Homöopathika sowie deren Einnahmemodus an.

Das Prinzip des Potenzakkords

In einem der vorangegangenen Kapitel haben wir die Aufteilung Tief/Hochpotenz sowie chronische/akute Erkrankungen kennengelernt. Jetzt wollen wir diesem Schema eine weitere Betrachtungsweise hinzufügen.

Ausgangsbasis dieser weiteren Perspektive ist die Aufteilung des Wesens Mensch in mehrere Seins-Schichten.

- Mental-Ebene
- Psychische Ebene
- Formprägekraft/Biosphäre
- Körperliche Ebene

Bei der „Ziel"-Richtung der verschiedenen Potenzierungsstufen können wir im Großen und Ganzen von folgenden Gedanken ausgehen:

- Tiefpotenzen (D 3, D 4, D 5, D 6, D 8) körperliche Ebene
- Mittlere Potenzen (D 10, D 12, D 15, D 20) Biosphäre
- Höhere Potenzen (D 30, D 60, D 100) Psychische Ebene
- Hochpotenzen (D 200, D 400, D 1000 etc.) Mental-Ebene

Dieses Konzept schwebte mit Sicherheit einigen Autoren, z. B. Dr. Reckeweg, vor, als sie die Potenzakkorde kreierten, die eine tiefere Potenz, eine mittlere Potenz, eine höhere und eine hohe Potenz enthalten können.

Sinn und Absicht ist es, mit diesen Akkorden den gesamten Menschen in seinen diversen Seins-Schichten harmonisch zu behandeln.

In der Musik stellt ein Akkord einen harmonischen Dreiklang dar. Damit die Reaktionen nicht so vehement sind, haben die tieferen Potenzen eine Art Bremseffekt auf die hohen Potenzen.

Sämtliche Organpräparate der Firma Heel (Zusatz „suis", d. h. aus Schweineföten gewonnen) weisen diese Potenzakkorde auf. Ebenso kommen Potenzakkorde in den sonstigen Heilmitteln der Firma Heel vor, z. B. als Homöopathika, Nosoden etc. Ein ähnliches Prinzip liegt den Heilmitteln der Firma Kairos Remedia zu Grunde, in denen meist Potenzakkorde (hier: D 10, D 30, D 200) verschiedener Organe zu einem Komplexmittel zusammengefasst sind.

Dosierungsrichtlinien

Je höher die Potenz, desto stärker ist der transportierte Inhalt der Arznei oder die Stärke der Information.

Desto nachhaltiger ist auch der Effekt für den gesamten Menschen, auch wenn er auf der untersten, der materiellen Ebene subjektiv oft nicht oder nicht sofort wahrgenommen wird.

Daraus lassen sich empirisch folgende Darreichungshäufigkeiten ableiten:

Tiefpotenzen:
D 3, D 4, D 5, D 6, D 8 stündlich, mehrfach, täglich

Mittlere Potenzen

D 10	2 x täglich
D 12	1 x täglich
D 15	2 x wöchentlich

Höhere Potenzen

D 30	1 x wöchentlich
D 60	1 x vierzehntäglich
D 100	1 x dreiwöchentlich
D 200	1 x vierwöchentlich

Hochpotenzen:
D 1000 1 x in sechs Wochen usw.

Diese Angaben sind nur Regeln, aber keine Gesetze, d. h. es gibt Therapeuten, die anderer Ansicht sind und diese Regeln für ihre Belange und für ihre Patienten anders handhaben.

Der Anfänger fährt jedoch mit diesen empirischen Hinweisen gut. Handelt es sich um Potenzakkorde, so gilt für die Einnahmefrequenz die unterste Potenzierungsstufe.

So wird man einen Akkord D 10, D 30, D 200 maximal zweimal täglich einnehmen können.

Einzelmittel oder Komplexmittel?

Dieses Gegeneinander, fast könnte man es als Streit bezeichnen, ist nahezu so alt wie die Homöopathie selbst. Bevor ich auf das Für und Wider eingehe, möchte ich beides einem Definitionsversuch unterziehen.

Einzelmittel

Es ist das homöopathische Mittel, das auf Grund der Ähnlichkeitsregel gefunden wurde und das dem Patienten helfen soll, aus seinem Gefallen-Sein wieder heil zu werden. Die Ausgangsbasis ist eine einzige Pflanze oder ähnliches. Die Potenzierungsstufe hängt vom Zustand des Kranken bzw. von der Erfahrung des Therapeuten ab.

Komplexmittel

Eine Reihe bestimmter homöopathischer Mittel hat eine Affinität zu manchen Körperorganen oder Schmerzzuständen. So erweist sich Carduus marianus (Mariendistel) als ein Lebermittel, Solidago (Goldrute) als ein Nierenmittel, und Colchicum (Herbstzeitlose) hat sich beim rheumatischen Formenkreis bewährt. Diverse Mittel, die sich in der Empirie als wirksam bei bestimmten Organerkrankungen oder sonstigen Zuständen bewährt haben, werden zu einem Präparat zusammengefasst. Man kann es auch als homöopathischen Synergismus bezeichnen.

Diese Komplexmittel tragen bereits Namen, die dem Arzt die Auswahl erleichtern, z.B. Nierenelixier oder Solidago komplex. Oder Migränetropfen. Oder Wundheilungstabletten. Der Einsatz dieser Präparate erfolgt symptomorientiert.

Es ist schwer, die in der Überschrift dieses Kapitels aufgeworfene Frage zu beantworten bzw. noch schwerer, eine Entscheidung für eine dieser beiden Formen zu treffen.

Hahnemann in seiner direkten, konfrontationsfreudigen Art bedachte sämtliche Abweichler von seiner reinen Lehre mit dem wenig liebevollen Ausdruck: Bastard-Homöopathen! Und einige seiner Jünger halten noch immer an dieser globalen Abqualifizierung fest.

Ich denke, Konzilianz ist eine erstrebenswerte Alternative zur Ausschließlichkeit. Wer andere Bereiche total ausgrenzt und ablehnt, tut gut daran, sich selbst und seine (geistige) Enge zu hinterfragen.

Aber nun zu den Fürs und Widers.

Zwei Geständnisse als Ouvertüre mögen auch den eingefleischten Einzelmittelhomöopathen besänftigen.

1. Die klassische Einzelmittelhomöopathie, wie Samuel Hahnemann sie fordert, ist einer der Königswege der Heilkunde.

2. Wenn es gelingt, das Mittel für den kranken Menschen zu finden, das ihn wie mit Zauberhand in kurzer Zeit von seinem Pathos, seinem Leiden befreit, dann ist das eine großartige, bewundernswerte Leistung.

Es ist wahre Heilkunst.

Aber: Die Behandlung mit Einzelmitteln und die Suche nach dem geeigneten Mittel erfordern sehr viel Zeit und viel Erfahrung. Das wiederum bedeutet: Ein Arzt kann nur sehr wenige Menschen behandeln.

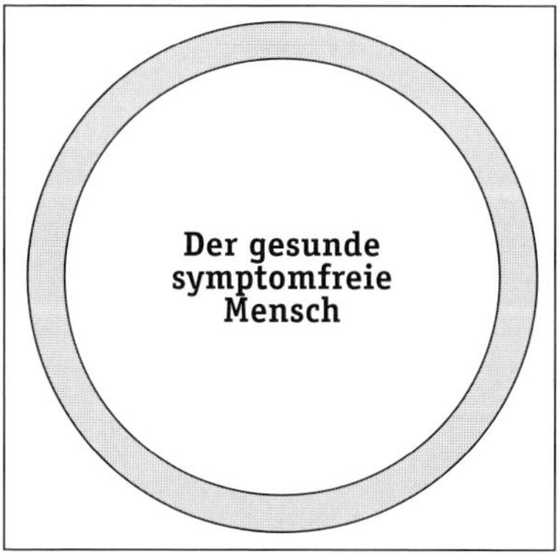

Abb. 10: Der kranke Mensch.
Wie ein Schleier oder Schatten legt sich das Thema Ungesundheit oder Krankheit um den „gesunden" Menschen herum. Das richtige homöopathische Einzelmittel vermag diesen Ring zu lichten und zu lösen.

Weiterhin muss ich gestehen (und mein Urteil deckt sich mit dem vieler anderer von mir sehr geschätzter Therapeuten): Es wird immer schwerer, das Mittel für einen kranken Menschen zu finden. Oder anders formuliert: Viele Krankheitsbilder sind mit einem Mittel nicht mehr therapierbar, da die Noxen unglaublich vielfältig sind.

Am besten ist diese Aussage mit zwei Grafiken illustrierbar, die zwar stark vereinfachend sind, aber die Idee am stärksten verdeutlichen.

In der Abbildung 10 liegt um den „gesunden" Menschen oder treffender formuliert, um den einst symptomlosen Patienten das Thema Krankheit wie eine Dunstschicht herum. Gelingt es nun, das Mittel zu finden, das diesen Dunstkreis auflöst, so wie eine frische Brise den Morgennebel lichtet, so wäre diesem Menschen in seinem Kranksein geholfen. Doch die Situation der heutigen Zivilisationskranken stellt sich ungleich komplexer dar.

Wie Zwiebelschalen liegen die einzelnen Belastungen um den Menschen, wobei wir einmal aus Vereinfachungsgründen keinen Unterschied zwischen beispielsweise körperlichen und psychischen Symptomen machen wollen. Findet man nunmehr ein Einzelmittel, das für diesen Patienten geeignet ist, dann vermag es vielleicht, eine der „Fesseln" zu lösen, aber der Mensch ist damit das Joch der anderen „Ringe" noch nicht los.

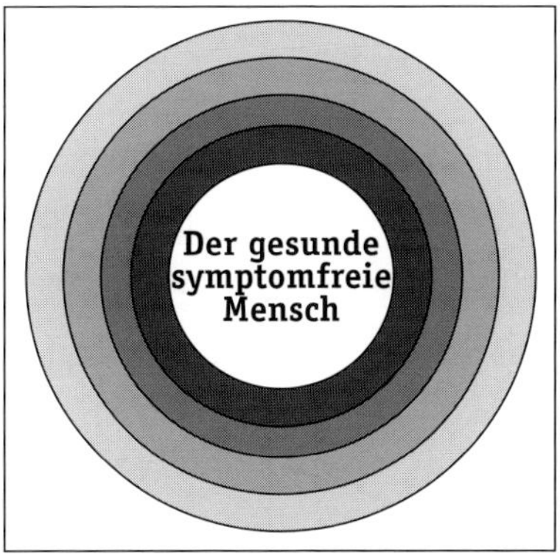

Abb. 11: Der heutige kranke Mensch. Mehrere verschiedene und größenordnungsmäßig differente Schichten umlagern den gesunden Kern. Das Einzelmittel bleibt wirkungslos. Komplexmittel, Nosoden und Organpräparate können lindern.

Oder, um im Bild zu bleiben, es gelingt, einen inneren „Belastungsring" zu sprengen, der wiederum bei seinem „Sich-Auflösen" die anderen Ringe aktiviert, so dass der Patient erst richtig in ein Tief fällt. Das ist dann häufig mehr als nur eine Erstverschlimmerung, die von vielen Homöopathen als erwünschtes Ereignis im Sinne einer Reaktion und Regulationsfähigkeit angesehen wird.

Da diese Betrachtungen von so eminenter Bedeutung sind und (leider) meistens unter den gedanklichen Teppich gekehrt werden, will ich es mit einem zweiten Erklärungsmuster versuchen.

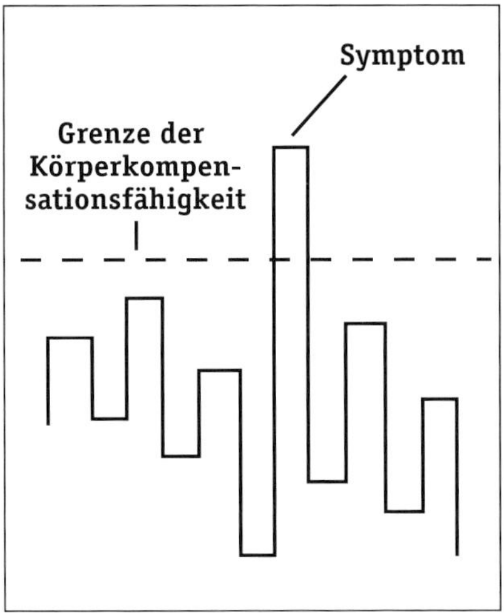

Abb. 12: Bildhafte Darstellung der Wirkung der Einzelmittel

Wie aus der Abbildung 12 hervorgeht, ragt die aktuelle Befindlichkeitsstörung wie der sichtbare Teil eines Eisbergs über die Grenze der körpereigenen Kompensationsfähigkeit in die Sphäre der Sicht- und Fühlbarkeit hinein. Der Mensch fühlt sich in seinem Lebensweg behindert, da seine Aufmerksamkeit auf bislang selbstverständlich - wie er glaubt - klaglos funktionierende Bereiche gelenkt oder besser abgelenkt wird. Das Mittel, das die Spitze einebnet und ihn unter die Grenze der Kompensationsfähigkeit drückt, wird den Menschen erst einmal heilen oder zumindest symptomfrei machen.

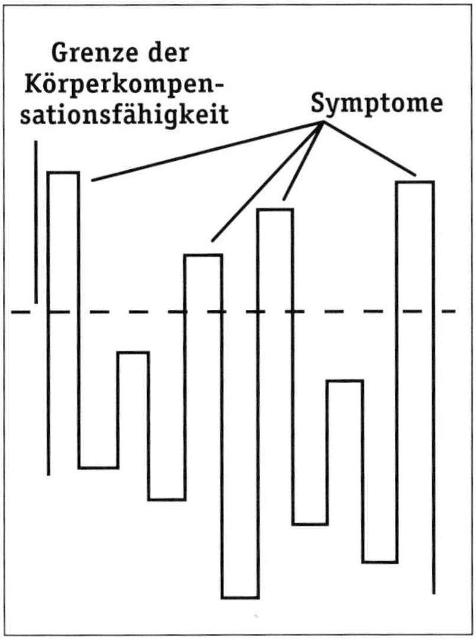

Abb. 13: Das Prinzip der Multimorbidität
Die Grenzen der homöopathischen Einzelmittel

Das Bild des chronisch Kranken, des Vielbelasteten, des Multimorbiden zeigt jedoch eine ganz andere Konfiguration. Es handelt sich gleichzeitig um mehrere Säulen, die in Erscheinung treten. Auf gut deutsch: Es sind mehrere Probleme, die den Patienten zwicken.

Beim therapeutischen Ansatz sind nunmehr zwei Denkmodelle möglich:

1. Zum besseren Verständnis wählen wir dazu das Bild einer Burg mit mehreren Zinnen und Türmen, die (Denkmalschützer mögen mir diesen Vergleich nachsehen) abgerissen werden soll. Ebnet man mit einem Sprengsatz den höchsten Turm ein, so ist es möglich, dass er beim Zusammenstürzen die anderen Erhebungen mit einreißt.

Auf den Menschen übertragen: Nimmt man ihm die Hauptbelastung, vermag diese wie ein reißender Sog die anderen Störungen mit sich zu ziehen. Meistens wird aber der Fall 2 gegeben sein.

2. Die multiplen Säulen zwingen den Therapeuten und letztendlich den Patienten, an mehreren Stellen zu arbeiten. Das wiederum hat den Einsatz verschiedener Therapeutika zur Folge. Ob sukzessive-getrennt oder gleichzeitig liegt in der Hand und/oder der Erfahrung des Behandlers.

Wer offen die homöopathische Fachliteratur liest, wird unschwer erkennen, wie oft drei, vier, fünf oder mehr Mittel nacheinander zum Einsatz kommen, bevor sich so etwas einstellt, das man als Erfolg oder Leidensverminderung akzeptieren kann.

Zwei Feststellungen werden mit Sicherheit die Zustimmung der meisten homöopathischen Therapeuten finden:

1. Das Simile ist leichter zu finden, wenn

a) der Patient noch jung ist
b) es sich um einen akuten (es muss nicht gleich immer um Leben und Tod gehen) Fall handelt.

2. Es ist schwer bis sehr schwer, ein Simile zu finden, wenn

a) der Patient älter und stark belastet ist und
b) es sich um einen chronischen Fall handelt.

Lassen wir der Theorie zwei Beispiele folgen:

1. Eine Mutter kommt mit ihrem siebenjährigen Sohn, der zu lange bei kaltem, stürmischem Wind draußen gespielt hat und nun eine Mandelentzündung hat. Bei einem derartigen Geschehen kann Aconitum (Sturmhut) in einer D 6 oder D 8, stündlich verabreicht, gegebenenfalls helfen.

2. Eine 54-jährige Patientin ist vor zehn Jahren in ein Fertighaus gezogen, das offenbar Formaldehyd im Innern freisetzt. Vor drei Jahren hat ihr ein Zahnarzt im Oberkiefer eine große Brücke eingesetzt, die aus einer Billig- oder Sparlegierung bestand und extrem viel Palladium, Gallium und Indium enthielt. Sie leidet an häufigen Durchfällen unklarer Genese. Auf Drängen ihres Mannes will sie an einer Reise in die Tropen teilnehmen, betreibt Malariaprophylaxe und lässt sich sicherheitshalber gegen die Pocken impfen. Jetzt bricht das körpereigene Abwehrsystem völlig zusammen. Hier mit einem Einzelmittel die Patientin wieder in einen Zustand relativer Gesundheit versetzen zu wollen, dürfte eine Illusion sein.

Zum ersten Fall sei noch zu ergänzen: Wenn das Homöopathikum nicht wirken sollte und das Fieber ständig steigt, darf man bzw. muss man gegebenenfalls zu allopathischen Mitteln greifen.

Ein Fall aus der eigenen Familie möge ihnen das Problem näher bringen:

Die eigene Tochter bekam plötzlich eine Lungenentzündung mit sehr hohem Fieber. Um nicht wieder Antibiotika geben zu müssen (sie hatte schon früher welche bekommen), wandte sich meine Frau an einen Kinderarzt, der mit Homöopathika behandelt. Er ließ Mutter und Tochter (trotz des hohen Fiebers) in die Praxis kommen und verordnete Belladonna D 8. Das Fieber stieg weiter, der Gesamtzustand wurde zusehends schlechter. Anruf beim Kinderarzt. Nach Schilderung der Symptome kam die Antwort: Belladonna D 8 weiternehmen. Da die Symptome sich jedoch weiterhin verschlechterten, fuhr meine Frau mit ihr im Taxi ins Krankenhaus, wo sie vollends zusammenbrach. Mit Antibiotika und an den Tropf gehängt besserte sich ihr Zustand innerhalb eines Tages.

Damit möchte ich im Grunde nur noch einmal das in einem vorherigen Kapitel Erwähnte erhärten:

Auch die Allopathie hat ihre Berechtigung, und man ist verpflichtet, sich ihrer im Notfall zu entsinnen und zu bedienen.

Homöopathische Mittel können danach bei der Genesung unterstützend eingesetzt werden.

Aber zurück zur Kernfrage.

Wer die Zeit dafür hat und den hohen (fragenmäßigen) Aufwand nicht scheut, der sollte sich der Einzelmittelhomöopathie zuwenden.

Bei der ständig steigenden Zahl chronisch Kranker ist die Komplexmittelhomöopathie für die Regeneration gestörter Organe, für die Ausleitung von Giftstoffen und für eine Verbesserung des Allgemeinzustandes eine nicht mehr wegzudenkende und bewährte Therapie. Meistens handelt es sich dabei um eine Komposition tieferer Potenzen. Eine Abrundung erfahren die Komplexmittel durch den Einsatz so genannter Konstitutionsmittel, das sind Einzelmittel in höheren Potenzen (ab D 30, siehe folgende Kapitel).

Konfektionierte oder individuelle Komplexmittel?

Im Normalfall wird der Therapeut nach der Erhebung der Anamnese und der Diagnosestellung zu einem Komplexmittel greifen, das die verschiedenen Arzneimittelfirmen unter entsprechenden Namen anbieten.

Für diese Auswahl sind jedoch bereits einige Vorkenntnisse notwendig, denn die Namen der Mittel deuten auf ihr „Zielgebiet" hin. Jeweils ein Bestandteil verleiht dem Heilmittel seinen Namen, wobei aber durchaus eine Reihe anderer Einzelmittel in diesem Pool mit eingebunden sind.

So sollte man wissen, dass ein Eukalyptus-Mittel für die oberen Luftwege hilfreich ist, ein Carduus-marianus-Präparat der Leber Streicheleinheiten versetzt und eine Colchicum-Komposition auf den rheumatischen Formenkreis zielt.

Einige Firmen liefern Kompendia oder Therapie-Anleitungen, in denen man unter Symptom- und Krankheitsregistern nachschlagen kann.

Es liegt in der Natur der Sache, dass bei mehreren Einzelmitteln in einem Verbund einige wirken, wohingegen die anderen indifferent bleiben.

Aus diesem Wissen heraus komponiere ich des öfteren für den Patienten die individuellen Komplexmittel. Dabei bediene ich mich der Elektroakupunktur (VEGATEST).

Wenn im Test mehrere Einzelmittel ansprechen, so lasse ich sie von der Apotheke in eine Flasche mischen. Der Patient braucht dazu nicht -zig verschiedene Präparate einzunehmen, sondern hat dann nur eine Flasche.

Ein Beispiel dazu:

Ein Patient klagt über häufig blutendes und entzündetes Zahnfleisch. Lassen wir einmal die generellen Faktoren, die dabei eine Rolle spielen (z. B. Darmdysbiose, Amalgam, störende Kronenränder, toxische Metalle), außer acht, so könnte die Mischung aus folgenden Bestandteilen zusammengesetzt sein:

Tormentilla, Ratanhia, Zincum, Silicea und Vitamin C (homöopathisiert).

Dazu gehört natürlich wieder das Wissen um die Gerichtetheit und Wirkungsspezifität der einzelnen Mittel.

Konstitution und Konstitutionsmittel

Konstitution ist die Summe der angeborenen und erworbenen Faktoren eines Menschen in bezug auf seine geistig-seelisch-energetisch-körperliche Verfassung.

Im Zeitalter des kybernetischen Denkens müssen wir diese Definition noch um die Anpassungs- und Regulationsfähigkeit des Individuums erweitern.

Hinzu käme noch die so genannte Diathese, ein etwas aus der Mode gekommenes Wort, das die Krankheitsbereitschaft des einzelnen Menschen kennzeichnet.

Es ist im Grunde dasjenige Feld aus dem Spektrum der Befindlichkeitsstörungen, in das sich der Mensch hineinentwickeln wird oder kann, wenn bestimmte Faktoren auslösender Art bei ihm zusammenkommen.

Den Begriff des Konstitutionsmittels hat Hahnemann nur erahnt, komplettiert und näher erläutert wurde er erst von späteren Ärzten.

Ich muss gestehen, dass mich der Konstitutionsbegriff der Homöopathie nie ganz befriedigt hat, obwohl ich ihn - vielleicht aus Bequemlichkeit - ebenfalls verwende.

Ein viel schlüssigeres Bild der Person, um deren Erkennen in allen Ebenen es letztendlich geht, liefert uns die von Döbereiner entwickelte Deutung des astrologischen Geburtsbildes.

Er unterscheidet zwischen:

a) Ascendent = Anlage, Drehbuch des Lebens, Entwicklungspotenzial der Person

b) Sonnenstand = Verwirklichung, Bühne des Lebens, der Platz oder die Gegend, wo das Drehbuch in die Aktion umgesetzt wird.

c) Medium Coeli = Lebensziel, Entwicklungsrichtung, das „Erwirkte“

Gesundheit wäre dann gegeben, wenn der Betroffene sein Horoskop tatsächlich ausleben könnte.

Da aber ein konsequentes Ausleben der eigenen Bedürfnisse zwangsweise mit den Interessen anderer kollidieren muss, kann der Einzelne sich nur mehr oder weniger bedingt und eingeschränkt seinem „Plan" gemäß entfalten.

Damit ist wiederum Zündstoff vorgegeben, den das Individuum jeweils durchleben muss. Somit ist Krankheit immer eine Störung nicht gelebter Möglichkeiten, sei es aus Bequemlichkeit, Rücksichtnahme, Trägheit, Einschränkung oder Gegendruck.

Diese Deutungen sind der Homöopathie - leider - fremd, so dass der Konstitutionsbegriff von seiner zeitlichen Wirkungsausdehnung ungenau ist. Aber aus Vereinfachungsgründen müssen wir mit diesem Kompromiss leben.

In der Homöopathie hat man festgestellt, dass bestimmte Mittel einzelnen Menschentypen entsprechen - für längere Zeit, abwechselnd mit anderen oder nur vorübergehend.

Diese so genannten Konstitutionsmittel sollen den Menschen in seiner Gesamtheit, in seinem So-Sein in einer bestimmten Lebensphase erfassen.

Die Wirkungsweise könnte man sich wie folgt vorstellen:

- „Abrundung" der Gesamtperson
- Harmonischer Ausgleich zwischen allen Seins-Schichten des Menschen
- Bessere Regulationsfähigkeit auf äußere psychische und physische Reize
- Schnellere Rekonvaleszenz nach Krankheitsphasen
- Leichtere Regeneration bei operativen Eingriffen

- Reduzierung der Betroffenheit bei psychischem Leid

Konstitutionsmittel setzt man, wie aus dem eben Gesagten verständlich wird, vorzugsweise in höheren Potenzen ab D 30 ein.

Im praktischen Teil werden wir einige typisch männliche und weibliche Konstitutionsmittel betrachten.

Grenzen der Homöopathie

Die Gegner der Homöopathie - zumeist diejenigen, die sich nie damit befasst haben - unterstellen ihr eine Art Placebo-Effekt.

Beim normalen Kranken wird dieser Effekt natürlich nicht gänzlich von der Hand zu weisen sein, schließlich spielt das Therapeutikum Arzt ebenfalls eine tragende Rolle, auch in der so genannten Allopathie.

Aber Homöopathie wirkt auch bei Kleinkindern und bei Tieren, ja sogar bei Pflanzen.

Ob dann dieses eben erwähnte stereotype Gegenargument noch schlüssig ist?

Nicht geeignet ist die Homöopathie

- im akuten Notfall, der in die Hand eines Internisten und/oder Chirurgen gehört.

- Gehen wir davon aus, dass die Mittel der Homöopathie im Organismus so etwas wie die Eigenheilung in Gang setzen, dem Körper Information übertragen und die Selbstregulation anregen, so bedarf es natürlich auch der Voraussetzung dafür. Ein todkranker Mensch, der keinerlei Abwehrkräfte mehr hat, wird daher nur schwerlich auf Homöopathie ansprechen.

- Das gleiche gilt für Bewusstlose.

Im Klartext kann man sagen:

Immer dann, wenn die Regulationskräfte zum Erliegen gekommen sind und auf die feinen Impulse der potenzierten Mittel keine Antwort erfolgen wird, ist die Gabe homöopathischer Mittel in der Regel nicht angezeigt, d. h. ein Anstoßen in Richtung Heilung ist nicht mehr möglich.

Auf der anderen Seite kann Arsenicum album als Hochpotenz dem Moribunden helfen, den Seelen-Weg aus der korporalen Hülle in jene unbekannte dunkle; andere Form des Daseins mit Gelöstheit zu gehen.

Begriffe und Definitionen aus der klassischen Homöopathie

Für den Suchenden, der sich intensiv mit der klassischen Homöopathie befassen möchte, sei der Hinweis auf das Literaturverzeichnis am Ende des Buches gestattet.

An dieser Stelle sollen nur einige wichtige, in der klassischen Homöopathie (Einzelmittelhomöopathie) gebräuchliche Begriffe erwähnt und erläutert werden. Die meisten Bezeichnungen entstammen der Zeitphase von der Anamnese über die Diagnose zur Arzneimittelfindung.

Anamnese

Sie enthält naturgemäß eine große Zahl von Fragen, die in der orthodoxen Medizin gang und gäbe sind.

Darüber hinaus interessiert sich jedoch der homöopathische Arzt für eine Reihe von Einzelheiten, die der normalen Medizin als wenig erwähnenswert erscheinen.

Abgesehen vom (tages)zeitlichen Erscheinen wird er sein Augenmerk auf so scheinbar nebensächliche Fakten richten wie:

- Verschlimmern sich die Beschwerden bei Ruhe oder bei Bewegung?

- Hat kalter Wind einen Einfluss auf jene Schmerzen?

- Haben Sie Angst bei aufkommender Dunkelheit? usw. usw.

Arzneimittelbild

Arzneimittelbild und Arzneimittelprüfung haben eine innige Beziehung zueinander.

Um die Symptome körperlicher, psychischer und geistiger Art zu erforschen, zu sammeln und zu registrieren, werden für die jeweiligen Mittel Arzneimittelprüfungen an Gesunden durchgeführt.

Hahnemann setzte dafür den ersten Meilenstein durch seinen Chinarinden-Versuch, der bei ihm ähnliche Symptome hervorrief wie die Malaria-Infektion beim Kranken.

In geeigneter Form werden bei diesen Versuchen dem Gesunden (meist sind es Selbstversuche) die jeweiligen Mittel in nicht-homöopathischer Zubereitung verabreicht. Alle danach eintretenden Befindlichkeitsveränderungen und -störungen in sämtlichen Seinsschichten des Menschen werden sorgfältig schriftlich festgehalten. Da jeder Mensch auf diesen „pathologischen" Reiz individuell reagiert, ergeben sich für jede Arznei eine Summe von Erscheinungsbildern am Gesunden.

Die Gesamtheit der Symptome nennen wir das Arzneimittelbild des jeweiligen Minerals oder der jeweiligen Pflanze.

Kommt nun ein Kranker in die Sprechstunde, dessen Symptome in einer großen Anzahl mit den aufgelisteten Erscheinungsbildern dekkungsgleich sind, so erhält er zur Heilung die betreffende Arznei - diesmal allerdings in ihrer potenzieren Form.

Das klingt im Grunde relativ einfach - aber die Vielfalt der Symptome sowie die große Anzahl der Mittel fordern dem klassischen Homöopathen schon ein beträchtliches Maß an Zeit, Geduld und Erfahrung ab.

Obwohl in einem der vorausgegangenen Kapitel bereits zwei Bilder beschrieben wurden, möchte ich zur Vertiefung noch zwei weitere Arzneien aus Gründen der Anschaulichkeit beschreiben.

Können Sie sich noch (das gilt in erster Linie für die Männer) an die ersten Vordringversuche in die (verbotene) Welt der Erwachsenen erinnern, die in einem Zigaretten-Rauch-Ritual bestanden, meist noch an einem abgeschiedenen oder versteckten Ort durchgeführt. Gar mancher bezahlte diesen ersten heimlichen Kontakt mit dem Tabak (Tabacum nicotianae) mit verheerendem oder durchschlagendem Erfolg:

Bauchschmerzen, Übelkeit, Durchfall, sterbenselendes Gefühl, bleiches bis fahlgrünes Gesicht.

Einem Kranken, der unter eben diesen Erscheinungen - aus welchen Gründen auch immer - leiden mag, kann Tabacum als potenziertes Mittel eine Hilfe sein.

Ein anderes Genussgift, der Kaffee (coffea tosta = Röstkaffee), belebt, lässt das Herz kräftiger schlagen und den Chor der Gedanken in lustige Schwingungen und unermüdliches Kreisen versetzen.

Ein Mensch, der abends nicht einschlafen kann, weil ihn ein Ereignis in freudige Erregung versetzt hat und der daraus resultierende Gedankenstrom fortwährend sein Gehirn durchpocht, kann Coffea tosta als Homöopathikum zum besseren Einschlafen gebrauchen.

Repertorisieren

Hat der homöopathische Therapeut die Anamnese des Patienten nach seinen Kriterien erhoben und die Symptome hierarchisiert, d. h. sie nach ihrer Wichtigkeit geordnet, so steht er jetzt vor der hohen Kunst, für diesen Menschen in seinem So-Sein, seinem Leid, das Mittel zu finden. Dafür gibt es Repertorien, in denen die Symptome und die dafür in Frage kommenden Mittel verzeichnet sind, so wie sie in den Arzneimittelprüfungen ermittelt worden sind.

Der Anfänger wird erst einmal erschrocken sein, wenn er beispielsweise unter dem Stichwort Zungenbrennen gleich mindestens ein Dutzend verschiedene Mittel angegeben findet.

Nun gilt es, die anderen Symptome ebenfalls auszuwerten und nachzuschlagen. Je häufiger dabei immer wieder in der Vielfalt der aufgeführten Mittel die selbe Arznei erscheint, desto wahrscheinlicher kristallisiert sich dieses als das Einzelmittel heraus.

Das berühmteste Repertorium ist das des Amerikaners Kent, quasi die Bibel der Homöopathen.

Modalitäten

Modalitäten sind äußere Umstände, unter denen sich krankhafte Symptome verschlimmern oder verbessern, z.B. Wärme, Kälte, Wetter, Klima, Licht, Geruch, Druck, Beengung, Ruhe, Liegen und Bewegung.

Diese Hinweise sind für den Homöopathen eine Art Anzeige für oder gegen den Einsatz eines von ihm in die nähere Auswahl gezogenen Mittels.

So ist die Aussage „Ruhe verschlimmert" bei Patienten mit Beschwerden der Muskulatur und des Bewegungsapparates ein Indiz für den Einsatz von Rhus toxicodendron, besonders wenn erläuternd hinzukommt, dass die ersten Bewegungen zwar verschlechtern, dann aber eine Besserung eintritt.

Ist genau das Gegenteil der Fall, dann muss man an Bryonia denken, besonders wenn die kleinsten und leisesten Bewegungen die Schmerzen verschlimmern.

Schlüsselsymptom

Es ist bei der Anamnese oft das häufig ausgesprochen ausgefallene Symptom, das uns auf die Spur zum richtigen Mittel führt. Abneigung gegen kalte Milch oder die Vermeidung von Kleidungsstücken, die den Halsbereich einengen, können derartige Hinweise sein.

Auszüge aus der klassischen Homöopathie

Allgemeines

Für den speziellen Einsatz in seinem jeweiligen Fachgebiet ist es für den Therapeuten, sei er Arzt, Zahnarzt oder Heilpraktiker, wichtig, einige häufig angewandte bzw. oft indizierte Mittel zu kennen. Selbst wenn Sie „nur" mit Komplexmitteln arbeiten wollen, kann es Ihnen bei der Auswahl des geeigneten Therapeutikums außerordentlich dienlich sein.

Da ich nicht vorhabe, das gesamte Spektrum der Homöopathie aufzurollen, möchte ich - zum Nutzen des Einsteigers und als Wiederholung für den mäßig Fortgeschrittenen - mich auf einige Bereiche beschränken.

- Fieber und Entzündungen
- Verletzungen/Verstauchungen
- Kopfschmerzen und Migräne
- Konstitutionsmittel

Ich halte es für erforderlich, zwei Ratschläge vorwegzuschicken.

1. Man soll als Arzt nie in die Eingleisigkeit geraten. Die Gefahr, in einer Sackgasse zu landen, ist dann nicht unerheblich.

Das Wissen um die klassische Medizin muss ebenso immer mit einfließen wie das Akzeptieren der Grenze, die jede Methode, auch wenn sie als Heilkunst bezeichnet wird, mit sich bringt.

2. Befassen Sie sich tunlichst auch mit der so genannten energetischen Medizin, die ja für Hahnemann weitgehend terra incognita war.

Die Kenntnis um den Verlauf der Akupunktur-Meridiane kann dem Therapeuten ein wichtiger Fingerzeig hinsichtlich bestehender Zusammenhänge sein. Ein Kopfschmerz, der stets seinen Beginn-

median am Auge hat, ist gänzlich anders zu verstehen als ein ähnliches Symptom an der Schläfe. Eine Unterstützung der entsprechenden Meridiane durch organ-spezifische Mittel, Bioresonanztherapie und Farben kann die Wirkung des Homöopathikums nur verbessern.

3. Der zweite Punkt erfährt durch die Kenntnis der Organuhr eine nochmalige Erweiterung. Jeder der klassischen zwölf Meridiane beherbergt für ca. zwei Stunden die Lebensenergie Chi. Aus dem Auftreten von Beschwerden zu einer bestimmten Tages- und besonders Nacht-Zeit lassen sich bestimmte Denkanstöße gewinnen.

Fieber und Entzündungen

Fieber und Entzündungen als solche sind keine Krankheit, sondern nur ein Ausdruck der aktiven Auseinandersetzung des Körpers mit bestimmten Erregern. Nicht immer geht der menschliche Organismus aus einem solchen Kampf als der Sieger hervor, denn der Kampf als solcher beinhaltet immer die Möglichkeit des Unterliegens eines der beiden Gegner.

Nur dann, wenn keiner der beiden stark genug für einen entscheidenden Durchbruch ist, entsteht ein chronisches Geschehen.

Im Gegensatz zu den Antibiotika, die die Erreger außer Gefecht setzen, haben homöopathische Mittel keine Auswirkung auf die Bakterien und/oder Viren. Sie dienen vielmehr der Anregung und Mobilisierung der großen Abwehr, um den Menschen in einen Zustand besserer Abwehrfähigkeit zu versetzen und die Gegenkräfte zu aktivieren.

Aconitum
Aconitum napellus = Blauer Fingerhut, Sturmhut, Eisenhut

Einsatzgebiet

- Das Mittel, wenn man den Anflug einer Erkältung spürt - und zwar sehr plötzlich. Vorausgegangen sein kann eine Exposition im kalten, trockenen Wind.

- Angst und Unruhe zeichnen dieses Initialstadium aus.

- Der Hals kann bereits betroffen sein, ein kratziges, raues Gefühl oder eine leichte Rötung können vorhanden sein.

- Die Patienten haben Durst und Verlangen nach Wasser.

- Aconitum ist auch bei Zahnschmerz einsetzbar, besonders in beginnendem Stadium und wenn ein kalter Wind und Zugluft die Beschwerden steigert.

Dosierung:
D 8, D 10, D 12 bis zu stündlich fünf bis zehn Globuli oder Tropfen.

Beachten Sie bitte die treffliche volkstümliche Namensgebung Sturmhut oder Eisenhut, die einen Hinweis auf die akute Plötzlichkeit beinhaltet.

Belladonna
Atropa Belladonna = Tollkirsche

Einsatzgebiet

- Das Mittel bei allen Erkältungen, Entzündungen, die sich durch ihr plötzliches Auftreten auszeichnen, fast von einer Minute zur anderen. Der Patient schwitzt fast dampfend. Trockene, teilweise rote Schleimhäute. In der Regel hat der Kranke großen Durst (im Unterschied zu Apis!).

- Bevorzugtes Mittel bei sämtlichen Erkrankungen des Rachenrings sowie der Atmungsorgane.

- Kinder sprechen besonders gut darauf an, wenn man es sofort zu Beginn der Erkrankung verabreicht.

- Die Symptome verschlimmern sich bei Kälte und Zugluft. Ferner sollte man dem Kranken unangenehme Nachrichten und psychische Belastungen ersparen, da sie in diesem Zustand nicht angebracht sind.

Dosierung
D 4, D 6, D 8, D 10 bis zu stündlich fünf Tropfen.

- Der Name Belladonna rührt daher, dass der Saft der Tollkirsche, in winzigen Spuren verabreicht, die Pupille erweitert (Bella donna = italienisch: schöne Frau).

- Atropa kommt vom griechischen „atropos" = unabwendbar. In der griechischen Mythologie ist es der Name derjenigen der drei Parzen (Schicksalsgöttinnen), die den Lebensfaden abschneidet. Mithin also ein Hinweis auf die Giftigkeit der Pflanze.

Ferrum phosphoricum
Eisenphosphat

Einsatzgebiet
- Neben Aconitum und Belladonna eines der Mittel im ersten Stadium von fiebrigen Zuständen und Entzündungen.

- In der homöopathischen Literatur ist darüber so viel Verworrenes und Widersprüchliches enthalten, dass ich den Charakter und die Wirkungsrichtung mehr aus meiner Erfahrung und vor allem der Bildhaftigkeit des Mittels beschreiben möchte.

- Ferrum phosphoricum, wirkungsmäßig fast identisch mit Ferrum metallicum, ist die Komposition aus Eisen und Phosphor.

- Eisen ist das Metall, aus dem die Waffen geschmiedet werden, das Element des Mars. Phosphor spiegelt sich wider im Bild des aufflammenden Streichholzes.

- Demzufolge hat Ferrum phosphoricum etwas mit Energie und Widerstandskraft zu tun - zwei Aspekte, die beim fiebrig entzündlichen Prozess ihre "Nachfrage" haben. Es ist ferner das Mittel für die Kinder, die mit blauen Augenrändern und blassem Gesicht müde aus der Schule kommen. Es liefert wieder Energie.

- Weiterhin ist es angezeigt bei allen anämischen Menschen, die Kraft, Energie und rote Gesichtsfarbe brauchen, denn Eisen ist das zentrale Atom des Blutfarbstoffs Hämoglobin, der für den Sauerstofftransport unerlässlich ist.

Dosierung:
D 8, D 10, D 12 bis zu stündlich eine Tablette oder Globuli.

Apis
Apis mellifica = Honigbiene

Die Schmerzen, die nach Apis verlangen, ähneln den Folgen eines Bienenstiches: Heftig, brennend, stechend.

- Charakteristisch im Sinne einer Modalität ist die Verschlimmerung bei Wärme und Besserung bei Kälte (auch einen Bienenstich wird man erst einmal kühlen!)

- Die Entzündungen liegen zumeist im Bereich des Kopfes und des Halses, sie sind nicht glasig.

- Im Gegensatz zu einem entzündlichen „Belladonna"-Fieber hat der Kranke, der Apis benötigt, keinen Durst.

Dosierung:
D 4, D 6, D 8, D 10 bis zu stündlich zehn Globuli oder zehn Tropfen.

Hepar sulfuris
Kalkschwefelleber

Es handelt sich um ein Gemisch (zu gleichen Teilen) des fein pulverisierten weißen Innern der Austernschalen und Schwefelblumen, das auf Hahnemann zurückgeht.

Einsatzgebiet

- Das Mittel wirkt bevorzugt auf die Eiterung lokaler Entzündungen, bei Furunkulosen und Abszessen.
- Die Absonderungen sind meistens dickeitrig. Die Menschen, denen Hepar sulfuris helfen kann und die von multiplen Hautentzündungen z. T. eitriger Art betroffen sind, haben häufig einen Geruch von altem Käse an sich. In den Zeiten verbesserter Körperhygiene wird man dieses Symptom nur noch selten finden.

Dosierung:
Tiefpotenzen (D 4, D 6) bewirken eine schnelle Eiterentleerung. Höhere Potenzen (D 30) können u. U. den eitrigen Prozess einschmelzen.

Lachesis
Schlangengift von Lachesis muta (Buschmeisterschlange)

Einsatzgebiet

- Als Ausgangssubstanz wird das Sekret der Giftdrüsen verwendet. Schlangengifte haben auf das Blut eine Wirkung im Sinne von Zersetzung und Sepsis.
- Entsprechend sind sämtliche Entzündungen dunkelrot verfärbt (z.B. Karbunkel, Phlegmonen, eitrige Anginen). Im Zahn-Kiefer-Gebiet sind es besonders Prozesse, die von gangränösen Zähnen ausgehen, verbunden mit klopfenden, hämmernden Schmerzen bzw. Zustände nach dem Zerfall des Blutkoagulums (trockene Alveole).
- Ein Hinweis für Lachesis ist die starke Berührungsempfindlichkeit. Enge Kleidung, besonders am Hals, aber auch in der Gürtelregion, wird nur schwer ertragen.

- Für Lachesis sprechen besonders Prozesse auf der linken Körperseite.

Dosierung:
- Hochgiftig, daher tunlichst nie unter der D 8.

- D 8, D 10, D 12 zwei bis dreimal täglich fünf bis zehn Tropfen.

Neben Atropos hat eine zweite Moire (lateinisch: Parze) Einzug in die Alltagshomöopathie gefunden.

Hesiod gab den drei Schicksalsgottheiten den Namen: Lachesis teilt jedem Menschen seinen Lebensfaden zu, Klotho spult ihn ab und Atropos schneidet ihn zur festgelegten Stunde ab.

Verletzungen / Verstauchungen

Im allgemeinen wird es sich um Unfallfolgen handeln. Ebenso aber ist jeder operative Eingriff eine gezielte, meistens vom Patienten gewollte bzw. von ihm akzeptierte Verletzung.

Das Gros der homöopathischen Mittel, die für diesen Bereich in Frage kommen, zielt auf folgende Begleitumstände:

1. Schwellungen, Ödeme

2. Schmerzen

3. Entzündungsprophylaxe

Arnika
Bergwohlverleih

Einsatzgebiet

- Die Altvorderen gaben dieser Pflanze den Namen Fallkraut. Damit ist ihre Wirkungsrichtung schon exzellent umrissen.

- Arnica ist das Mittel bei Unfällen mit Quetschungen, Prellungen und daraus resultierenden Schwellungen und Blutergüssen.

- Die Patienten spüren eine Zerschlagenheit am ganzen Körper (daher auch bei Überanstrengungen einsetzbar), sind empfindlich gegen Erschütterungen und Berührungen.

- Der aus alten Homöopathie-Büchern häufig abgeschriebene Hinweis: „Das Bett sei zu hart!" ist heute nur noch selten anzutreffen.

Dosierung:
D 4 - D 12 bis zu mehrmals täglich zehn Tropfen oder zehn Globuli.

Calendula
Ringelblume

Einsatzgebiet

- Neben Arnika oder auch allein setzt man Calendula ein bei sämtlichen Verletzungen, die mit einer Traumatisierung der Haut einhergehen.

- Besonders bei zerrissenen Wundrändern und Schürfwunden ist Calendula angezeigt (besonders wenn Kinder stürzen).

- Weiterhin bei schlecht heilenden Wunden wie bei Ulcus cruris.

- In der Zahnheilkunde findet Calendula ebenfalls ein großes Einsatzgebiet bei großen Wunden, bei denen viel genäht werden musste.

Dosierung:
- D 2 bis D 10, dreimal täglich zehn Tropfen oder Globuli.
- In der Urtinktur auch als Spüllösung einsetzbar.
- Als Salbe zur Hautpflege.

Hypericum
Johanniskraut

Einsatzgebiet
- Bevorzugt einzusetzen bei Folgen von Traumen (auch Operationen) mit Nervenverletzungen.
- Bewährt ist es auch bei posttraumatischen Kopfschmerzen und ebenfalls bei Depressionen, die sich besonders bei labilen Menschen nach Traumen oder auch Operationen, die mit starken Schmerzen einhergehen, einstellen.
- Manche Autoren nennen es die Arnica für die Nerven.
- Bei der Einnahme von Hypericum sind die Patienten gegebenenfalls darauf hinzuweisen, dass auf Grund einer erhöhten Photosensibilität die intensive Sonnenlichtexposition vermieden werden sollte. Dies gilt insbesondere für die Tiefpotenzen.

Dosierung:
D 3, D 6, D 8, D 10, D 12 bis zu stündlich zehn Tropfen oder Globuli.

Ledum
Ledum palustre = Sumpfporst

Einsatzgebiet
Das Einsatzgebiet von Ledum lässt sich vereinfacht in zwei Gruppen aufteilen:

- Folgen von Verletzungen, und zwar durch Stiche (z. B. Mücken, Wespen, aber auch ärztliche Injektionen), Bisse (z. B. Ameisen), Verletzungen durch scharfe Instrumente oder durch irgendwelche Splitter.
- Patienten mit harnsaurer Diathese (in der Iris-Diagnostik: blaue Iris mit weißen Auflagerungen), d. h. bei Gelenk-/Muskelrheumatismus und Gicht.

Charakteristisch für den Kranken ist eine allgemeine Frostigkeit.

Aber: Alle Symptome werden besser durch lokale Kälte, z. B. kalte Umschläge. Bettwärme verschlechtert den Zustand.

Dosierung:
D 4 - D 10, zwei- bis dreimal täglich zehn Tropfen oder Globuli.

Ruta
Ruta graveolens = Garten- oder Weinraute

Einsatzgebiet
Bei Traumen hat Ruta fast eine ähnliche Wirkung wie Arnica. Im Gegensatz zu Arnica finden wir eine Verschlechterung bei Ruhe.
Besonders bewährt hat sich Ruta bei Verletzungen der Knochenhaut (Periost). Schmerzen am Schienbein, wo das Periost besonders dicht an der Oberfläche liegt, insbesondere nach Fußtritt oder Anstoßen sind die Indikationen für Ruta (Fußballer-Mittel).
Weiterhin hat sich Ruta bei Augenschmerzen nach Überanstrengung der Augen durch Lesen bei schlechtem Licht oder langem Bildschirm-Arbeiten bewährt.

Dosierung:
D 4 - D 10, bis zu stündlich zehn Tropfen oder Globuli.

Staphisagria
Delphinium staphisagria = Stefanskörner, Stephanskraut

Zur Anwendung kommt nicht die Pflanze selbst, sondern die getrockneten reifen Samen, daher der Name Stefanskörner.

Das Mittel hat eine Beziehung zum gesamten Verdauungstrakt.

Ärgerliche, unwillige, übel gelaunte Menschen brauchen häufig Staphisagria.

Besonders geeignet ist das Mittel bei Schnittwunden, wenn die Wundränder wieder gut zusammenzufügen sind, also bei chirurgischen Eingriffen (Calendula ist das Mittel bei Risswunden).

Dosierung:
D 4 - D 10 bis zu stündlich zehn Tropfen oder Globuli.

Symphytum
Beinwurz, Beinwell, Wallwurz

Der deutsche Name verrät schon in aller Deutlichkeit das Anwendungsgebiet:

Beinwell ist gleichzusetzen mit Knochenwohl.

Man wird daher Symphytum bei allen Verletzungen und Operationen einsetzen, die den Knochen tangieren.

Symphytum fördert die Kallusbildung und verringert die Hämatombildung. Es ist eine gute Ergänzung zu Arnica, Hypericum und Ruta.

Dosierung:
D 4 - D 10 bis zu stündlich zehn Tropfen oder Globuli.

Äußerliche Anwendung als Salbe verbessert die Wirkung.

Kopfschmerzen und Migräne

Über dieses Thema sind bereits eine Unzahl gescheiter und weniger gescheiter Bücher und Abhandlungen in die Welt entlassen worden. Ich bin mir der Kühnheit bewusst, die es bedeutet, innerhalb eines Gesamtwerkes auch noch diesen Bereich abzuhandeln.

Da aber das gesamte mastikatorische System mit seinen beiden Kiefern, dem verbindenden Kiefergelenk, der den Schädel umgreifenden Kaumuskulatur, den zu- und ableitenden Blutgefäßen sowie den afferenten und efferenten Nerven eine unmittelbare Nähe zu den eigentlichen Kopfschmerz-Arealen hat, ist der - wenn auch zaghafte-Versuch nicht ganz so abwegig. Wer von diesem Problem nie tangiert wurde, kann es kaum einem anderen Menschen nachempfinden, was es heißt, ständig mehr oder weniger starke Schmerzen im Kopfbereich zu haben, denn es bedeutet, nie völlig klar zu sein.

Schmerzmittel vermögen das lästige Symptom sicherlich für eine Weile „wegzudrücken", man muss aber die Nebenwirkungen bedenken, und zudem kommt das eigentliche Symptom mit Sicherheit wieder.

Über die Bedeutung des Kopfschmerzes zu reflektieren, ist gewiss von großem Interesse, würde aber den gesteckten Rahmen etwas sprengen. Eine gewisse Hintergründigkeit ergibt sich aber bei der Betrachtung der einzelnen Mittel.

Der Kopfschmerz kann außerordentlich viele Variationen aufweisen. Neben dem homöopathischen Wissen ist die Kenntnis der Verläufe der Akupunktur-Meridiane von eminenter Wichtigkeit, um zusätzlich die energetische Problematik des Kopfschmerzes zu verstehen.

Drei große Fragen stehen bei der Exploration der „Ursachen" im Vordergrund:

Wann? Wo? Wie?

Das zeitliche Auftreten - morgens, nachts, am Wochenende - kann bereits ein wichtiger Hinweis sein.

Die Lokalisation - rechts, links, vorn, hinten, hochsteigend, am Augeninnenrand etc. - gibt ihrerseits wertvolle Zusatzinformationen.

Die Art und Weise, wie sie auftreten, runden das Gesamtdiagnosegefüge ab.

Leider muss ich so manchem Einzelmittelhomöopathen ankreiden, dass er sich nicht die Mühe macht, in den Mund zu schauen.

Wie soll ein Mittel überhaupt die Chance haben, seine Wirkung zu entfalten, wenn intraoral eine Kakophonie unterschiedlichster Werkstoffe für Spannungen und Stromstärken sorgt, die in der Nähe des Gehirns dessen feinstelektrisches Aktivitätsmuster mit geradezu gewaltigen Stromstößen verunsichern.

Oder wenn eine Unzahl avitaler Zähne mit ihren giftigen „Exkrementen" die Kopfregion verseucht.

Oder wenn das normalerweise fein abgestimmte Miteinander der beiden Kieferbögen mehr einer unglücklichen Ehe als einer harmonischen Beziehung ähnelt, wobei Unmengen iatrogener Faktoren, vom Billigmaterial schlechter Brücken, einer unseligen Sparpolitik zu Liebe, bis zum brutalharten Porzellan schlechter Kauflächen eine Rolle spielen können.

Diesen Denkanstößen aus dem spezifisch zahnärztlichen Bereich kann man auslösende Faktoren aus dem Hals-Nasen-Ohren-Gebiet, der Orthopädie und der Inneren Medizin hinzufügen.

Werfen wir nun aber einen Blick auf eine Reihe von Mitteln aus der klassischen Homöopathie, wobei ich mich bei dieser Zusammenstellung an Dorcsi orientiert habe.

Gelsemium
Gelsemium sempervirens = gelber Jasmin, falscher Jasmin

Vorkommen
Nord- und Mittelamerika

Verwendet wird
Frischer Wurzelstock

Toxikologie
Hauptwirkung auf das Zentralnervensystem

Indikation

- Schwäche und Lähmigkeit aller Muskeln, Spastizität der Muskeln mit Zittern.
- Kopfschmerz, besonders im Bereich des Hinterkopfes (Occipitalneuralgie).
- Gefühl wie ein Band oder Reif um den Kopf.
- Sehstörungen beim Kopfschmerz.
- Kopfschmerzen nach schweren Ereignissen wie Prüfungen. Herabhängen der Lider, Bulbusschmerz.

Modalitäten

Besserung:
- Alkohol
- nach Urinlassen

Verschlimmerung:
- Tabakrauch
- Hitze und Sonneneinwirkung
- schlechte Nachrichten, Erregung
- Bewegung

Spigelia
Spigelia anthelmia = Wurmkraut

Vorkommen
Mittel- und Südamerika

Verwendet wird
Getrocknetes Kraut

Toxikologie

Hauptwirkung auf Nervensystem und Herz-Kreislauf

Indikation
- Neuralgie, Trigeminusneuralgie
- Ziliar-, Supra- und Infraorbitalneuralgie vorwiegend linksseitig, Kopfschmerzen zur linken Stirn und zum linken Auge hinstrahlend
- Migräne, überwiegend linksseitig
- Herzklopfen, Herzstechen, Ausstrahlung in den linken Arm

Modalitäten

Besserung:
- Liegen auf der rechten Seite

Verschlimmerung:
- Bewegung und Berührung
- Kälte, Wetterwechsel

Nux vomica
Strychnos nux vomica = Brechnussbaum

Vorkommen
Ceylon und Nordaustralien

Verwendet werden
Reife getrocknete Samen

Toxikologie
Hauptwirkung: Zentralnervensystem und Verdauungsbereich

Indikation
- Nux vomica ist eines der vielseitigen Homöopathika, Polychreste genannt. Neben seinen sonstigen vielfachen Wirkungen seien an dieser Stelle nur die Auswirkungen am Kopfbereich erwähnt.
- Reckeweg gibt als Bild den morgens völlig verkaterten Studenten an. Das bedeutet: Kopfschmerz nach übermäßigem Alkohol- und Nikotingenuss sowie Kaffee- oder Teemissbrauch verbunden mit Übelkeit und Brechreiz.

Modalitäten

Besserung:
- Abends

Verschlimmerung:
- Morgens
- Zorn, Ärger
- geistige Überarbeitung

Cimicifuga
Cimicifuga racemosa = Wanzenkraut

Vorkommen
Nordamerika und Kanada

Verwendet wird
Frischer Wurzelstock

Toxikologie
Hauptwirkung: Hypophysenvorderlappen, Ovarien, Stoffwechsel

Indikation
- Neuralgische Beschwerden mit Veränderungen des Gemütszustandes, starken Stimmungswechseln und Launenhaftigkeit.
- Blitzartig einschießende Schmerzen, von occipital herkommend, Gefühl, als ob sich die Schädeldecke öffnet. Endokriner Kopfschmerz oder Migräne, der gehäuft im Klimakterium auftritt oder in Verbindung mit Zyklusstörungen. Cimicifuga ist ein Mittel, das stark auf die weibliche Physis und Psyche ausgerichtet ist. Linksseitiges Überwiegen der Symptome.

Modalitäten

Besserung:
- Lokale Wärme

Verschlimmerung
- Erregung
- Kälte

Sanguinaria
Sanguinaria canadensis = Kanadische Blutwurzel

Vorkommen
Nordamerika, Mexiko

Verwendet wird
Getrockneter Wurzelstock

Toxikologie
Hauptwirkung: auf Gefäßsystem und Atemwege

Indikation
Folge von Durchblutungsstörungen wie Hitzegefühl, Schwitzen, Blutandrang, Migräne, häufig in Verbindung mit der Regel, vom Nacken über den Kopf zur Stirn und zum rechten Auge. Gefühl des berstenden Schädels. Druck von hinten gegen den rechten Augapfel. Verstärkung während des Tages. Vorwiegende Rechtssymptomatik.

Modalitäten

Besserung:
- Abends
- Schwitzen

Verschlimmerung
- Tagsüber
- Licht
- Sonne

Iris
Iris versicolor = Buntfarbige Schwertlilie

Vorkommen
Nordamerika

Verwendet wird
Frischer Wurzelstock

Toxikologie
Hauptwirkung: Gefäßnerven, periphere Nerven, Magen-Darm-Trakt

Indikation
Kopfschmerz und Migräne, die in Entspannungsphasen auftreten. Dabei handelt es sich oft um Menschen, die während des Arbeitstages unter einem bestimmten Leistungs- und Erwartungsdruck stehen, den man als Dis-Stress bezeichnen kann. Der plötzliche Übergang in die Ruhephase am Wochenende, das Ins-Leere-Laufen der gewohnten Hyperaktivität schafft offenbar die Voraussetzung für den veränderten Gefäßtonus. Neuralgien ober- und unterhalb des Auges, generell im Bereich des Nervus facialis und trigeminus, Zahnschmerzen, Migräne.

Modalitäten

Besserung
- Bewegung
- Aktivität

Verschlimmerung
- Ruhe
- Entspannung

Aconitum
Aconitum napellus = Sturmhut, Eisenhut

Vorkommen
Europa oder Nordamerika

Verwendet wird
Frische, zu Beginn der Blütezeit gepflückte oberirdische Pflanze und Wurzelknolle

Toxikologie
Hauptwirkung: Zentralnervensystem und entzündlich-fieberhafte Erscheinungen

Indikation
Neben der Eignung bei fieberhaft-entzündlichen Prozessen sind es im Kopfbereich plötzlich auftretende Neuralgien, besonders im Bereich des Nervus trigeminus, zu deren „Einzugsgebiet" auch die Zähne gehören.

Modalitäten

Besserung
- Schwitzen

Verschlimmerung
- Wind (trocken)

- Kälte

Belladonna
Atropa belladonna = Tollkirsche

Vorkommen
Europa, Asien

Verwendet werden
Ganze frische Pflanzen (Ende der Blütezeit)

Toxikologie
Hauptwirkung: fieberhaft-entzündliche Prozesse

Indikation
Kopfschmerz bei hochrotem Gesicht, klopfende Karotiden, Neuralgien durch beginnende Pulpitiden oder entzündliche Veränderung des Periodonts.

Modalitäten

Besserung:
- Gegendruck
- Ruhe

Verschlimmerung:
- Kälte
- Anstrengung

Glonoinum
Glonoinum = Nitroglycerin, Trinitrat des Glycerins

Toxikologie
Hauptwirkung: Herz- und Kopfgebiet (arterielles System)

Indikation
Müdigkeit, Mattigkeit, Arbeitsunlust

Der Kopf ist schwer, er erscheint zu groß. Das Gesicht ist hochrot, später aber auch blass. Das Gesicht wirkt eingefallen. Starke Schwindel, Herzschläge werden heftig-klopfend verspürt. Klopfender Kopfschmerz, der vom Nacken aufsteigt.

Modalitäten

Besserung:
- Einwirkung vor Wärme

Verschlimmerung:
- Alkohol
- Entblößen des Kopfes im Freien
- Schütteln und Bewegen des Kopfes

Arnica
Arnica montana = Bergwohlverleih, Fallkraut

Vorkommen
Europäische Gebirgsgegenden

Verwendet wird
Getrockneter Wurzelstock

Toxikologie
Hauptwirkung: Herz-Kreislauf, Bewegungs- und Stütz-Apparat

Indikation

Gefühl der Zerschlagenheit am ganzen Körper. Folge von Blutandrang im Kopf mit Kopfschmerz und Schwindel. Kopfschmerz als Folge von Verletzungen wie Gehirnerschütterungen und Wunden.

Modalitäten

Besserung:
- Ruhe

- Im Liegen

Verschlimmerung
- Bewegung

- Berührung

Bryonia
Bryonia alba oder dioica = Zaunrübe

Vorkommen
Europa, America

Verwendet wird
Frische rübenförmige Wurzel

Toxikologie
Hauptwirkung: Schleimhäute (Respirations- und Verdauungssystem)

Indikation
Rheumatisches Fieber, akuter Muskelrheumatismus.

Im Kopfgebiet sind es Kopfschmerzen, die bei der geringsten Erschütterung auftreten und sich pulsierend-stechend bemerkbar machen. Im Mundbereich können es Zahnschmerzen sein, die beim Essen auftreten und durch kalte Flüssigkeit gebessert werden.

Überwiegen einer Rechtssymptomatik.

Modalitäten

Besserung:
- Ruhe
- Kälte

Verschlimmerung:
- Nach dem Essen
- In den Morgenstunden
- Wärme

Rhus tox
Rhus toxicodendron = Giftsumach

Vorkommen
Amerika

Verwendet werden
Frische Blätter

Toxikologie
Hauptwirkung auf peripheres Nervensystem, Muskulatur

Indikation
Verletzungen von Sehnen und Bändern, rheumatische Beschwerden derselben. Folgezustände von Kälte und Nässe. Okzipitalneuralgie, die sich bei nassem und kaltem Wetter verschlechtert, Kopfschmerz, als ob das Gehirn im Kopf schwappt, Gefühl wie Brett vor dem Kopf.

Modalitäten

Besserung:
- Durch fortgesetzte Bewegung
- Trockene Wärme

Verschlimmerung:

- Anfangsbewegung
- Nässe und Kälte
- Ruhe

Diese zwölf Mittel sind nur ein Auszug.

Beim Studium der einzelnen Mittelbilder wird man hier und dort auf weitere Arzneien stoßen, die das Symptom Kopfschmerz in sich tragen. Entscheidend für den Einsatz eines Mittel ist aber die Stimmigkeit der anderen Symptome.

Druck im Kopf durch verstopfte Nasennebenhöhlenausgänge erfordert eine andere Therapie, gegebenenfalls zusätzlich den Einsatz von Organpräparaten, Nosoden oder Lymphmitteln.

Menschen, die nicht zu den Sonntagsmigränikern zählen, aber trotzdem ständig verspannt sind, werden eventuell zusätzlich Cuprum metallicum oder Magnesium phosphoricum benötigen.

Vielfach hat sich bei diesen Patienten die Gabe von Organpräparaten der Hirnarterien bewährt, z. B. Arteria carotis externa oder interna. Gerade in diesen Fällen ist die Zuhilfenahme bestimmter Testverfahren wie Elektroakupunktor von großer Hilfe.

Konstitutionsmittel

So ähnlich, wie der Mensch die Unzahl chemischer Verbindungen durch die Einführung des Periodensystems in ihrer Zusammensetzung auf eine bestimmte Anzahl von Ausgangsatomen reduzieren konnte, versucht er ähnliches bei seiner eigenen Gattung.

Es ist eine Eigenschaft des menschlichen Intellekts, sich durch Einteilung in verschiedene Gruppen Erleichterungen bei der Beurteilung bzw. Entscheidung zu verschaffen.

Denken Sie nur an die Einteilung von Kretschmer: leptosom, athletisch und pyknisch.

Oder an die temperamentsmäßige Aufteilung in Choleriker, Sanguiniker, Phlegmatiker und Melancholiker.

Der Begriff Konstitutionsmittel in der Homöopathie entstand erst in der Zeit nach Hahnemann. Aus der Vielzahl wollen wir uns vier mehr dem männlichen Typus (Graphites, Lycopodium, Nux vomica, Phosphor) und vier mehr dem weiblichen Typus (Ignatia, Platinum, Pulsatilla, Sepia) zugeordnete Konstitutionsmittel ansehen. Diese Zusammenstellung bedarf allerdings einiger Konturen-Einschränkungen:

1. Die Charaktere sind etwas überzeichnet.

2. Im Sinne der Polarität enthält jeder Typus auch das Gegenteil, das je nach Herausforderung mehr oder weniger in Erscheinung treten kann. Weibliche Konstitutionsmittel können auch einmal bei einem männlichen Wesen angebracht sein. Umgekehrt natürlich ebenfalls.

3. Es gibt auch Mischtypen, d. h. eine Anordnung zu einem Mittel allein ist schwierig. Daher sollte man eher von dominanten und subdominanten Konstitutionsmitteln sprechen.

4. Die Zuordnung kann naturgemäß nur für einen - leider - nicht genau zu umreißenden Zeitraum erfolgen.

Die Frage, ob in der Kindheit/Jugend/Vergangenheit ein anderes Mittel zutreffend war, wird meistens spekulativ sein.

Genauso wenig ist der Zeitpunkt des Wechsels im vorhinein eruierbar.

Diese Einschränkungen sollen aber nicht den Wert der Erkennung des dominanten Konstitutionsmittels schmälern.

Graphites
Graphit = Form von Kohlenstoff

Reaktionsträges Material (Bleistifte, Schmiermittel)

Persönlichkeit
- Vorsichtiger, langsamer Mensch
- Schwerfälliger Verstand
- Tendenz zu Schwermütigkeit
- Schwaches Selbstvertrauen: Schottet sich ab, um nicht durch Eindrücke überflutet zu werden
- Dickfelligkeit als Schutz
- Zeigt wenig innere Reaktion nach außen
- Kocht auf Sparflamme, es fehlt Mut und Tatkraft, Abneigung gegen Arbeit, Faulheit („Arbeiterdenkmal")

Häufigste Symptome
- Durch langsamen, verzögerten Stoffwechsel Tendenz zu Obstipation und unreiner Haut
- Blähungen und Völlegefühl mit Besserung durch Aufstoßen und Abgang von Körperwinden
- Kälteempfindlichkeit, wärmebedürftig

Bemerkung
Graphit ist als Kohlenstoff das Mittelding zwischen Kohle und Diamant.

Lycopodium
Lycopodium = Bärlapp (Moos)

Vorkommen
Europa

Zur Verwendung kommen
Sporen des Mooses

Persönlichkeit
- Von sich überzeugte Persönlichkeit
- Zähigkeit und Vitalität
- Distanz und Kühle zu umgebenden Dingen und Personen
- Unangenehme Dinge werden im Sinne einer Selbsttäuschung gern übersehen/überhört

Häufigste Symptome
- sieht älter aus als er (sie) ist, auch als Kind. Manchmal etwas schmutzige Haut, Schatten unter den Augen
- Leber- und Gallenblasenerkrankungen, Fettintoleranz, vieles schlägt auf den Magen, Verlangen nach Süßem!
- Alles ist sauer, Sodbrennen, saures Aufstoßen, Heißhunger, ist aber schnell satt
- Nach einem Gläschen Wein o. ä. wird vieles besser

Bemerkung
Name: Lycos = Wolf, pos = Fuß.

Die Sporen haben die Form eines Wolfsfußes.

Sehr alte Pflanze: seit ca. 300 Millionen Jahren (Zähigkeit!)

Nux vomica
Brechnuss oder Krähenauge

Vorkommen
Ceylon, Nordaustralien

Zur Verwendung kommen
getrocknete Samen

Persönlichkeit
- Mangelnde Gelassenheit
- Große Reizbarkeit und Tadelsucht
- Schnelles Aufbrausen und Aufgebrachtsein
- Neigung zu Jähzorn und cholerischem Temperament
- Verbreitung einer hektischen Atmosphäre (meist im Büro/in der Firma). Motto: „Ohne mich läuft nichts!"
- Immer auf dem Sprung
- Übertriebener Managertyp
- Tendenz zu Reizmittel-Abusus
- Zigaretten, Alkohol (obwohl er um die Schlechtverträglichkeit weiß und morgens gegebenenfalls einen Kater hat)
- (Nux vomica - das Mittel bei Kater und Alkoholismus)

Häufige Symptome
- Galliger Typ, Neigung zu Magen- und Zwölffingerf darmgeschwüren, Reizbarkeit führt zur Schlaflosigkeit
- Dysfunktion der Leber mit fehlerhafter Verdauung.
- Häufiges Erwachen gegen drei Uhr nachts

Phosphorus
Gelber Phosphor

Persönlichkeit

- Zarte schlanke Menschen mit wenig Veranlagung zur Korpulenz
- Helle Haut, blonde oder rötliche Haare
- Häufig blauäugig
- (Neurogener Typ, Neurastheniker)
- Überempfindlichkeit gegenüber Geräuschen, Gerüchen, starkem Licht, Elektrizität und Gewitter
- Tendenz, sich selbst ins beste Licht zu rücken und zu einer Art Selbstdarstellung
- Guter Zugang zu intellektuellem Denken und intuitivem Erfassen (Entdecker, Erfinder)
- Starke Begeisterungsfähigkeit („Aufflammendes Streichholz")

Häufigste Symptome

- Überreizung des Nervensystems
- Schnelle Ermüdbarkeit, Vergesslichkeit
- Angst vor Alleinsein
- Angst vor Schlaflosigkeit
- Abneigung gegen Links-Liegen
- Rotwerden bei Verlegenheit

Name
aus dem Griechischem: Licht-Träger (lateinisch: Luzi-fer)

Ignatia
Strychnos ignatii = Ignazbohne

Vorkommen
Philippinen

Zur Verwendung kommen
Getrocknete, reife Samen

Persönlichkeit
Starke Betroffenheit bei tragischen Ereignissen, z. B. Verlust von Partnern, Kindern, Eltern, Freunden („Trauermittel") Anpassungsschwierigkeiten in der Fremde (u. a. Heimweh)

- Zarte, sensible, launische Frauen
- Brüten über eigenen Sorgen
- Angst durch seelische Belastungen (Folgen einer unverträglichen häuslichen Situation)
- Veranlagung zu idealistischen Erwartungen in Liebe und Freundschaft
- Wunsch nach romantisierender Liebe (Hauptmittel bei Liebeskummer)

Häufigste Symptome
- Reizbare Empfindlichkeit
- Nervöse Erschöpfung
- Häufiges tiefes, trauriges Seufzen
- Enttäuschung über andere und über sich selbst, wenn Erwartungen fehlschlugen
- Unverträglichkeit von Tabak(geruch), Rauchen, Kaffee und allen Reizgiften (weibliche Form von Nux vomica)

Platinum
Platinum metallicum = Platin

Persönlichkeit

- Meistens schlanke, hochgewachsene Frauen.
- Häufig anzutreffende Eigenschaften: Hochmut, Stolz, Egoismus, Überlegenheitsgefühl, wichtigtuerisch.
- Früh einsetzender Sexualtrieb
- Neigung, andere von oben herab zu behandeln (alles andere wird kleiner gesehen)

Häufigste Symptome:

- Sorge (bis zur Weinerlichkeit) um ihre eigene Gesundheit
- Kühle Natur mit Sorge um das eigene Wohl
- Widerwillen gegen das Essen trotz Hunger
- Angst, der Teufel könnte in anderen lauern
- Angst vor Verhexungen
- Neigung zur homoerotischen Beziehung

Pulsatilla
Pulsatilla = Wiesen-Küchenschelle, „Windblume"

Vorkommen
Mitteleuropa

Zur Verwendung kommt
Ganze Pflanze, während der Blütezeit gepflückt

Persönlichkeit
- Mild, sanft, freundlich, nachgiebig, liebenswürdig, umgänglich, schüchtern, verzagt, hilflos.
- Tränenreich und trostbedürftig
- Alles macht Kummer
- Tendenz zur Selbstbemitleidung
- Mitgefühl bis hin zur Sentimentalität
- Angenehme Mitarbeiterin

Häufigste Symptome
- Wechselhaftigkeit der Symptome (wie die Blume im Wind)
- Ablehnung überwärmter, geschlossener Räume
- Angst vor dem Alleinsein, besonders abends
- Frostigkeit mit kalten Händen und Füßen
- Neigung zum Rotwerden bei Verlegenheit

Sepia
Sepia = Tintenfisch

Vorkommen
Mittelmeer, Atlantik

Zur Verwendung kommt
Inhalt des Tintenbeutels des Tintenfischs

Persönlichkeit
- Eine Frau, die sich aus der klassisch-traditionellen Rolle der Ehefrau und Mutter befreien möchte
- Erschöpfte, überlastete Hausfrau
- Emotional überstrapazierte Frau, überforderte Karrierefrau
- Unzufriedene, nörgelnde Frau („Xanthippe“)

Häufigste Symptome
- Schwaches Energieprofil
- Tendenz, sich emotional zu verausgaben
- Leidet unter hohem Erwartungsdruck durch andere
- Leidensmiene, düsterer Blick
- Gleichgültigkeit gegenüber Familie und Hausarbeit
- Allgemeines Schwarzsehen für die Zukunft
- Schlechte Haltung, schmutziggelbe Haut
- Senkungsbeschwerden, schlägt gern die Beine übereinander (Angst, Uterus fällt heraus)
- Neigung zu starkem, übelriechendem Achselschweiß

Homöopathie und Zahnheilkunde

Um es gleich vorwegzunehmen: Im klassischen Sinn der Homöopathie gibt es keine spezifisch zahnärztliche Homöopathie, sondern immer nur die Gesamtheit der Symptome des ganzen Menschen.

Eine Reihe von Mitteln hat jedoch teilweise bevorzugte Auswirkungen auf den oro-facialen Bereich.

Diese von vielen Ärzten zusammengetragenen Erkenntnisse wollen wir uns zu Nutze machen, um die Wirkungen für die den Patienten zu erschließen, die mit zahnärztlichen Problemen zu uns kommen.

Keinesfalls darf dabei die Vorstellung aufkommen, dass das typisch-zahnmedizinische Rüstzeug damit eingemottet werden kann. Vielfach wird die Homöopathie jedoch den Erfolg konservativer Maßnahmen verbessern bzw. Leidenswege verkürzen.

Folgende Gebiete erfahren eine echte Bereicherung durch die Homöopathie:

1. Prophylaxe (Karies, Parodontose)

2. Kreislaufprophylaxe

3. Mund- und Schleimhauterkrankungen

4. Zahnungsbeschwerden der Kinder

5. Zahnfleischerkrankungen/Parodontalbehandlung

6. Verbesserung des lymphatischen Abflusses

7. Zahnschmerzen

8. Überempfindliche Zahnhälse

9. Begleittherapie bei der Präparation von Füllungen und Kronen

10. Begleittherapie bei kieferchirurgischen Eingriffen

11. Blutungsneigung
12. Postoperative Beschwerden
13. Neuralgien, Kopfschmerzen, Migräne
14. Verspannungen, Verkrampfungen, Bruxismus
15. Kiefergelenkbehandlungen
16. Gesichtszuckungen, Lähmungen, Paresen
17. Amalgamintoxikation
18. Intoxikation durch Spargold oder Billigmetalle
19. Kieferorthopädische Behandlung
20. Unverträglichkeit von Anästhetika oder sonstigen Medikamenten
21. Zungenbrennen
22. Angst vor dem Zahnarzt

Bei der Betrachtung der einzelnen Disziplinen ist für mich die Praxisnähe von Bedeutung. Neben der Angabe von Einzelmitteln werden Komplexmittel, Urtinkturen und gegebenenfalls noch Schüssler-Salze, Spagyrika und Schlangengift-Präparate sowie auch Phytopharmaka aufgeführt.

Prophylaxe

Der Zahnschmelz, auf den die Kariesprophylaxe in erster Linie abzielt, ist die härteste Körpersubstanz. Das bedeutet: Vorsorgemaßnahmen sollten tunlichst bereits in der Phase beginnen, wenn die Krone des Zahnes angelegt wird und nicht erst nach erfolgtem Durchbruch.

Dann nämlich scheinen mir Fluorgaben und -applikationen doch etwas bedenklich zu sein.

Ferner darf Prophylaxe nie zur gleichzeitigen Kompensation ernährungsbedingten Fehlverhaltens bzw. mangelnder Pflege angewandt werden.

Der Abusus raffinierter Kohlenhydrate wie Zucker, Süßigkeiten und Schokolade führt über den Abbaumetabolismus unausweichlich zu Störungen des Mineral- und Vitaminhaushaltes, die sich bei der Ausprägung der harten Zahnsubstanz im Kiefer negativ auswirken können.

Die Homöopathika haben offenbar eine informativ formende und gestaltende Wirkung auf alle Wachstumsprozesse.

Das Zahnfleisch, verständnismäßig besser wäre das etwas aus der Mode gekommene Wort Zahnbett, hat zusammen mit den im Kieferknochen liegenden Strukturen (unschönes Neuzeit-Wort: Zahnhalte-Apparat) die schwierige Aufgabe, dem härtesten Körpergebilde eine Heimat für seine Funktion zu geben: zu verkleinern, zu zermahlen, kurzum die Nahrung in einen Zustand der leichteren Verdauung zu überführen.

- Calcium fluoratum D 12
  Staufen-Pharma oder DHU,
  1 x täglich eine Tablette,
  bei Kleinkindern zerstoßen.

- Schüßler-Salz Nr. 1 DHU Calcium fluoratum D 12
  1 x täglich eine Tablette Aktinoplex 1,
  Calcium fluoratum D 3, D 6, D 12, 1 x täglich eine Tablette.

- Aufbaukalk 1 Weleda,
  morgens eine Messerspitze,
  enthält u. a. Apatit D 5 = natürliches Calciumfluorphosphat.

- Aufbaukalk 2 Weleda,
  abends 1 Messerspitze, enthält u. a. Conchae = Austernschalen,
  natürliches Calciumcarbonat;
  Quercus (Cortex) D 3 = Eichenrinde.

Die eben erwähnten Präparate haben eine positive Wirkung auf das Gesamtgebilde Zahn. Zusätzlich wäre noch wie folgt zu verfahren:

Calcium silicium D 12 Staufen-Pharma
1 x täglich eine Tablette.

Dieses Präparat führt nach meinen Erkenntnissen, aus welchen Gründen auch immer, ein stiefmütterliches Dasein in der Homöopathie.

Es vereinigt aber in geradezu idealer Weise die besonders bei Bindegewebsschwächen oft notwendigen Komponenten Calcium und Silicea.

Kreislaufprophylaxe

Es dürfte wohl ein Kunstfehler sein, sich in einer Zahnarztpraxis nicht nach Erkrankungen von Herz und Kreislauf zu erkundigen und dieses nicht deutlichst auf der Patienten-Kartei zu vermerken.

Zahnärztliche Behandlungen, die noch immer traditionell eng mit dem Inhalt Schmerz verknüpft werden, stellen für viele Patienten eine mehr oder weniger ausgeprägte Stress-Situation dar.

Kommen dann die eben aufgeführten Voraussetzungen erschwerend hinzu, ist bei umfangreichen und besonders zeitlich ausgedehnten Sitzungen trotz der liegenden Position mit Zwischenfällen zu rechnen. Hektik, Überlastetheit und Unkonzentriertheit des Behandlers stellen naturgemäß zusätzliche Belastungsfaktoren dar.

Vor der Behandlung hat sich bei mir bewährt:

- Cralonin Tropfen Heel, zehn Tropfen auf die Zunge bzw. in etwas Wasser verabreicht.

Cralonin enthält Crataegus (Weißdorn), Kalium carbonicum D 3 und Spigelia D 2 (Wurmkraut), insgesamt also ein Komplexmittel, dessen Einzelkomponenten eine positive Wirkung im Sinne einer Stabilisierung auf Herz und Kreislauf haben. Sollte jedoch das unerwünschte Ereignis eintreten, ist es wichtig, die hauptsächlich in Frage kommenden Mittel in Griffnähe zu haben.

1. Veratrum album

Weißer Nieswurz, Germer

Indikation

- Periphere Kreislaufschwäche mit kaltem Schweiß
- Blasses, kaltes, eingefallenes Gesicht, kalter Schweiß, besonders auf der Stirn
- Kollabieren beim Aufsetzen, möchte liegen

- Der Puls ist schwach, rasch und klein, Verlangen nach kaltem Getränk, Gesichtsausdruck voller Angst

- Veratrum album D 3, D 4 oder D 6, fünf bis zehn Tropfen auf die Zunge.

2. Camphora

Terpen aus dem Holz des Campher-Baumes (Ostindien, Japan)

Indikation

- Vasomotoren-Kollaps

- Kollaps nach operativen Eingriffen

- kaltes, blasses, eingefallenes Gesicht

- Abneigung gegen Zudecken

- verzerrter Gesichtsausdruck

- erweiterte Pupillen

- Puls klein und schwach

- Camphora Ø oder D 1, zwei bis drei Tropfen auf die Zunge oder auf ein Stück Zucker.

3. Tabacum

(Nicotina tabacum) = Tabak

Indikation

- Elendgefühl mit Schwindel

- Leichenblasses, eingefallenes Gesicht

- Eiskalt am ganzen Körper

- Abneigung gegen Zudecken
- Verlangen nach frischer Luft
- Durchfall und krampfartige Bauchschmerzen
- Stechende Herzschmerzen

- Tabacum D 10 oder D 12, fünf bis zehn Tropfen auf die Zunge oder in Wasser.

4. Cactus grandiflorus

Königin der Nacht

Indikation

- Zusammenschnürender Schmerz in der Herzgegend
- Gefühl, als ob das Herz von einer Faust, einem Schraubstock oder einem Band umfasst würde
- Häufig Menschen, deren rotes Gesicht auf Hochdruck hinweist
- Linksliegen oder Gehen verschlimmert die Beschwerden
- Frische Luft bessert

- Cactus D 4, D 6 oder D 10, fünf bis zehn Tropfen auf die Zunge oder in Wasser.

5. Coffea

Coffea arabica, (ungeröstete) Kaffeebohne

Indikation

- Beunruhigung durch emotionale Einflüsse. Die Gedanken kreisen ständig um ein Problem.

- Starke Aufregung bei Freude und Angst
- Erhöhte Schmerzempfindlichkeit
- Häufig Choleriker und Sanguiniker, daher vor Langzeitbehandlung und operativen Eingriffen möglichst keinen Kaffee trinken

- Coffea D 10 oder D 12, fünf bis zehn Tropfen auf die Zunge oder in Wasser.

Mund- und Schleimhauterkrankungen

Die Symptomenvielfalt der Schleimhautprozesse ist außerordentlich groß. Wirft man einen Blick in entsprechende Lehrbücher, so ist man fast immer total verwirrt ob der vordergründig erst einmal so unterschiedlichen Manifestationen.

Da uns die klinischen Einteilungen mit ihren lateinischen Namen zumeist keine Hilfe sind, müssen wir uns dem Problem aus der Mischung von subjektivem Patientenempfinden und relativ objektiver Arztsicht nähern.

In meiner Praxis häufen sich allerdings in den letzten Jahren diejenigen Symptome, die von Patienten subjektiv als ausgesprochen quälend und unangenehm empfunden werden, die aber makroskopisch-visuell kein erkennbares Pendant aufweisen.

Häufig sind bei der Auslösung die inkorporierten Spargolde mit ihren toxischen Komponenten Palladium, Indium und Gallium mit im Spiel - eine Tatsache, die in der vorliegenden homöopathischen Literatur bislang absolut unbeachtet ist und sich als unerfreulich therapieresistent erweist.

Bei sämtlichen länger dauernden Schleimhauterkrankungen ist die Prüfung des Speichel-pH-Wertes unerlässlich. Ein niedriger Speichel-pH-Wert ist mit seinem sauren Milieu entzündlichen Prozessen gegenüber förderlich.

Eine Lokale (nichthomöopathische) naturheilkundliche Therapie wäre:

- LUVOS Heilerde, zweimal täglich einen gestr. TL in Flüssigkeit, im Mund hin- und herbewegen, dann herunterschlucken.

Lokale intraorale Entzündungen sollten stets auch als Teilgeschehen aufgefasst werden. Da der Mund die Eingangspforte des Verdauungsbereiches ist und somit einen Teil eines übergeordneten Gesamtsystems darstellt, müssen folgende Aspekte mit ins Kalkül einbezogen werden:

a) Unausgewogene Ernährung

b) Gestörte Darmflora/Darmmykose

c) Unzureichende Mineral- und Vitaminresorption

d) Obstipation

Diese Faktoren können mit kumulativem Effekt auch zusammen auftreten.

Weitere Mittel bei Entzündungen im Mundbereich sind:

- Calendula Essenz Wala oder Weleda zum Spülen: zehn bis 15 Tropfen auf ein Glas warmes Wasser oder in der Mundddusche

(Calendula = Ringelblume)

- Ratanhia comp. Weleda, Tropfen zum Spülen

(Mhyrra, Ratanhia, Aesculus, Argentum nitricum D 14, Fluorit D 9, Kieserit D 19)

Neben den entzündungshemmenden Pflanzenauszügen und Argentum nitricum (Silbernitrat) wirken die potenzierten Mineralien Fluorit und Kieserit positiv im Sinne einer alkalisierenden Entzündungshemmung.

Ein weiteres nichthomöopathisches, aber phytotherapeutisches Mittel ist das Teebaumöl, das eine bakterizide und mykostatische Wirkung hat. Da es sehr intensiv ist (und auch schmeckt), reichen drei bis vier Tropfen auf etwas warmes Wasser.

- Vulpur Pekana, Tropfen zum Spülen

(Bellis perennis, Eucalyptus, Galium aparine, Bursa pastoris, Plantago major, Sempervivum und Salvia in verschiedenen Potenzen)

Neben diesen Komplexmitteln sind einige Einzelmittel zu erwähnen.

• Belladonna (Atropa Belladonna)

Tollkirsche

Akuter Beginn einer Schleimhautentzündung mit starker Rötung. Die Zunge ist oft glänzend rot (Himbeerzunge). Zumeist Begleiterscheinung bei fiebrigen Prozessen.

Dosis: D 8, D 10, D 12 als Tropfen/Globuli.

• Borax

Natrium boracicum

Versuchsweise bei singulären Aphthen oder bei Stomatitis aphthosa.

Brennende Schmerzen, manchmal mit Durchfall verbunden.

Dosis: D 4, D 6, D 8 als Tropfen/Globuli

• Mercurius solubilis Hahnemannii

Quecksilber

Rot bis bläulich-rote Farbe der Schleimhäute, Neigung zu Aphthen und Ulcerationen, geschwollene Zunge mit seitlichen Eindrücken, die Zunge ist teilweise stark belegt, starker Speichelfluss, widerlicher, z. T. süßlich-metallischer Geruch.

Dosis: D 10, D 12 als Tropfen/Tabletten/Globuli

Als Komplexmittel haben sich bewährt:

• Borax Synergon 44 Kattwiga

Borax D 7, Apis mellifica D 4, Arsenicum album D 4, Belladonna D 5, Mercurius solubilis corrosivus D 4, Natrium chloratum D 9, Echinacea D 2

Dosis: zwei bis drei mal täglich zehn Tropfen.

- Acidum nitricum N Synergon 45 Kattwiga

Acidum nitricum D 3, Apis mellifica D 3, Belladonna D 4, Mercurius subl.corr. D 15, Arsenicum album D 12

- Vulpur Pekana, Tropfen zum Spülen

(Bellis perennis, Eucalyptus, Galium aparine, Bursa pastoris, Plantago major, Sempervivum und Salvia in verschiedenen Potenzen)

Ein weiteres ausgezeichnetes Mittel ist:

- Mulcosenit elha

Dosis: zwei bis drei mal täglich zehn Tropfen

Unter die Rubrik Schleimhauterkrankungen zählen ebenso die oralen Mykosen, auch Soor genannt.

In meinen Büchern „Jenseits der Molaren" und „Wege zum Vegatest" bin ich bereits ausführlich auf dieses Thema eingegangen, so dass ich in diesem Buch ausschließlich die heilkundlichen Aspekte erwähnen möchte.

Einen Satz möchte ich jedoch an dieser Stelle deutlich in Erinnerung rufen: Mykosen sind immer ein Hinweis auf eine reduzierte Immunlage (siehe später).

Neben Mitteln für die Verbesserung der allgemeinen Situation haben sich folgende Nosoden bewährt, die natürlich ihre Wirkung nicht nur im Mund, sondern im ganzen Menschen entfalten:

- Monilia albicans D 12 Staufen-Pharma

zwei bis drei mal wöchentlich fünf Tropfen

- Albicansan Sanum

täglich bzw. zweitäglich drei Tropfen

Beide Mittel können bei empfindlichen Patienten auch morgens in die linke Ellenbeuge eingerieben werden (perkutane Applikation).

Neben diesen Nosoden empfehle ich Kairem Remediaplex 50, das sich in einer Reihe von Jahren bei Mykose-Patienten als geeignete Begleittherapie erwies.

- Kairem Remediaplex 50

Es enthält:

Nasturtium D 10 (Brunnenkresse), Allium sativum D 10 (Knoblauch), Kreosotum D 10 (Buchenholzteer), Rosmarinus D 10 (Rosmarin), Chlorophyllum D 10 (Chlorophyll)

Dosis: zwei mal täglich zehn bis 20 Tropfen.

In diesem Mittel sind offenbar Nasturtium und Allium sativum Wirkstoffe, die eine gute Hilfe für den Körper gegen Pilze darstellen. Chlorophyll ist als lebensspendendes Prinzip anzusehen.

Als lokale Maßnahme hat sich das Spülen mit einer Propolis-Tinktur bewährt. Propolis ist so etwas wie ein natürliches Antibiotikum.

- Alsipropp Tinktur Alsitan

drei mal täglich spülen.

Den eigentlichen Erkrankungen des Zahnbettes ist ein späteres Kapitel gewidmet.

Zahnungsbeschwerden der Kinder

Wenn die Natur den Säugling das erste Mal mit den zukünftigen harten Aspekten des Lebens konfrontiert, dann gibt es für die Eltern so manch schlaflose Nacht.

Zum Glück gibt es einige homöopathische Mittel, die dieses Stadium für beide Teile in den Bereich des Erträglichen rücken können. Die Kinder selbst versuchen ja durch Beißen auf etwas Hartes die Schmerzen instinktiv zu lindern.

- Chamomilla D 30 Staufen-Pharma oder DHU

Bei unruhigen Kindern abends ein bis zwei Globuli. Dieses Mittel besonders dann, wenn die Kinder herumgetragen werden wollen

- Ferrum phosphoricum D 12 Staufen-Pharma oder DHU

Falls eine fiebrige Entzündung hinzukommt, mehrmals täglich ein bis zwei Globuli.

- Difos N Globuli Pekana

Boldo D 3, Lachesis D 8, Calcium fluoratum D 8, Calcium phosphoricum D 8, Chamomilla D 2, Magnesium phosphoricum D 8

Zwei- bis dreimal täglich zwei bis drei Globuli.

Durch seine Zusammensetzung ist dieses Mittel für diesen Zweck besonders gut geeignet.

- Viburcol Suppositorien Heel

Chamomilla D 1, Belladonna D 2, Dulcamara D 4, Plantago major D 3, Pulsatilla D 2, Calcium carbonicum Hahnemanni D 8

Bei akuten Zuständen mehrmals täglich ein Zäpfchen einführen.

Wie Difoss N enthält auch Viburcol Komponenten für die fiebrige Entzündung.

Ein weiteres Mittel für die Verbesserung der Calcifizierung und des Zahndurchbruchs ist:

- Calcium-Gastreu R34 Dr. Reckeweg

Calc. carb. D 30, Calc. fluor. D 12, Calcium hypophosph. D 8, Calc. phosph. D 12, Chamomilla D 6, Hekla lava D 12, Mercur. praecip. ruber D 12, Mezereum D 6, Silicea D 30

Zweimal täglich zehn Tropfen.

Wie man unschwer aus der Zusammensetzung erkennen kann, zielen de Hauptkomponenten auf Zahn- und Knochenstoffwechsel, Lymphe und Bindegewebe.

Zahnfleischerkrankungen/ Parodontalbehandlung

In der alten homöopathischen Literatur, deren Formulierungen und Zustandsbeschreibungen noch bis heute von manchen Autoren teilweise kritiklos übernommen werden, findet man pathologische Formen der Gingiva und des Parodonts, die heute kaum noch ein Praktiker zu Gesicht bekommt. Wo sieht man beispielsweise in unserer Zeit und unserer Gegend noch geschwüriges oder zerfallenes Zahnfleisch?

Wie schon bei den Schleimhauterkrankungen erwähnt, ist die orale Erkrankung fast immer Teil einer Gesamterkrankung. Besonders, wenn lokale rezidivierende Entzündungen vorliegen, muss man das Gedankengut der Resonanzketten in seine therapeutischen Bemühungen einbeziehen.

Wer sich durchs Leben beißen will oder muss, braucht erstens die geeigneten „Werkzeuge" und ein gesundes Vertrauen in sich und seine Durchsetzungsfähigkeit. Die „Beißwerkzeuge" brauchen eine gesunde Basis - nämlich das Parodont. Auf einer höheren Ebene lässt sich somit eine weitergehende Bedeutung des Parodonts finden. Es symbolisiert die Zuversicht, das Vertrauen, die Basis für den „Biss", die Aktivität.

Ein Patient mit schwammigem Zahnfleisch, Knochenabbau und wakkelnden Zähnen ist nur ein Zerrbild des eben geschilderten Zustandes.

Daher sind lokale Maßnahmen und „normale" Homöopathika häufig durch höher potenzierte Konstitutionsmittel bzw. durch die so genannten Bach´schen Blütenmittel aufzuwerten.

Bei den Folgebetrachtungen sollen die nachstehend aufgeführten Voraussetzungen gegeben sein:

1. Ausgezeichnete Zahnpflege

2. Keine umfangreiche Amalgamversorgung

3. keine abstehenden Füllungs-/Kronenränder

Aus Vereinfachungsgründen wähle ich nur zwei Unterteilungen.

a) Gingivitis/Parodontitis superficialis

Neben den unter Schleimhauterkrankungen aufgeführten Präparaten ist der Einsatz von Organpräparaten geeignet.

- Gingiva suis injeel Heel

täglich eine Ampulle injizieren oder trinken.

Gingiva D 15 oder D 20 in akutem Zustand täglich eine Ampulle injizieren oder trinken.

b) Parodontopathien

Sämtliche homöopathischen Mittel können notwendige Lokalmaßnahmen nicht ersetzen, sondern allenfalls unterstützen. Vor Ort ist abzuklären/zu überprüfen:

1. Konkremente / Zahnstein

2. Traumatische Okklusion

3. Evtl. schlecht sitzende Halteelemente von Prothesen

Neben den unter der Rubrik Zahnfleischerkrankungen aufgeführten Lösungen wäre noch zu nennen:

- Tonsillopas Gurgellösung Pascoe

mehrmals täglich ca. zehn Tropfen auf warmes Wasser. Spülen oder direkt mit dem Wattestäbchen auftragen.

Als Organpräparate haben sich bewährt:

- Periodontium D 15 oder D 20 Wala

täglich eine Ampulle vestibulär injizieren oder trinken.

Bei der chronischen Form der Parodontopathien:

- Periodontium/Stannum comp. Wala

Gingiva D 5, Hypophysis D 7, Stannum met D 14

Täglich eine Ampulle injizieren oder trinken.

Bei mehr entzündlichen Formen:

- Periodontium/Silicea comp. Wala

Gingiva D 16, Mandibula D 16, Maxilla D 16, Periodontium D 16, Quarz D 21, Argentum nitricum D 20, Belladonna D 14

Täglich eine Ampulle injizieren oder trinken.

Gleichzeitig erscheint eine Normalisierung des Mineralhaushaltes notwendig:

- Calcivitan simliaplex Pascoe

ein- bis dreimal täglich ein Dragee.

- Calcium komplex elha

ein- bis dreimal täglich eine Tablette.

Bei tiefergehenden Taschenentzündungen wird man zusätzlich geben:

- Hepar sulfuris D 8 oder D 10, Echinacea D 8, Pyrogenium D 10 oder D 12

täglich zwei- bis dreimal je zehn Tropfen.

Hepar sulfuris hilft, eitrige Prozesse zu entleeren/einzuschmelzen. Echinacea fördert die Abwehrkraft. Pyrogenium ist aus verdorbenem Fleisch (künstlich herbeigeführt) hergestellt und hat im Sinne des Similia similibus curentur eine Wirkung auf sämtliche Prozesse, bei denen Anärobier im Spiel sind bzw. eitrig-septische Prozesse das Symptomen-Bild prägen.

Wer den Komplexmitteln mehr zugetan ist, der verordne:

- Aqua silicata komplex Tropfen Nestmann
- Traumeel-S-Tropfen (oder Tabletten)
- Odonton Echtroplex Tropfen Weber & Weber

Je täglich zwei- bis dreimal 15 bis 20 Tropfen.

Für sämtliche parodontalchirurgischen Eingriffe sind neben den parodontalspezifischen Mitteln (z. B. Periodontium und Periodontium/Silicea comp.) die im Kapitel Kieferchirurgie aufgeführten Heilmittel relevant.

Verbesserung des lymphatischen Abflusses

In der klassischen (Zahn-)Medizin spielen die Lymphe und das lymphatische System die Rolle eines wenig angenommenen Findelkindes. Aber: Die Tätigkeit des Lymphsystems ist gerade im Kopfbereich entscheidend für einige Prozesse.

Exemplarisch seien aufgeführt:

1. Gewährleistung eines ordnungsgemäßen Wachstumsprozesses

2. Unterstützung der kieferorthopädischen Behandlung

3. Verbesserung der Heilvorgänge bei kieferchirurgischen Eingriffen

4. Verbesserung der Kiefergelenkfunktion

Im Gegensatz zu den Blutgefäßen verlaufen die kleinen Lymphgefäße in Gewebsspalten.

Für die verbesserte Aktivität der Lymphe kann der einzelne einiges tun, z. B.

1. Bewegung, Sport

2. Reduzierung der Kuhmilch, besonders bei blauäugigen Menschen, die man dem lymphatischen Typ zuordnet.

Milch ist kein Getränk, sondern ein Nahrungsmittel und ist - im Gegensatz zu den Behauptungen der Milchindustrie - von der Natur nur für kleine Kälber vorgesehen.

Was kann der Patient zusätzlich naturheilkundlich und homöopathisch tun?

a) Massage mit Lymphsalbe

b) Lymphmittel zur Aktivierung

- Lymphdiaral Salbe Pascoe
- Itires Salbe Pekana
- Unguentum lymphaticum PGM

Die Salbe vom Gesichts-/Kopfbereich entlang des Musculus sternocleidomastoideus nach unten in Richtung Schulter einmassieren.

Für andere lymphatische Stauungen und Ödeme am Körper sind diese Salben natürlich ebenso geeignet.

Hinweis:

Die Salben sind keine Dauer-Mittel, sondern sollen auf das zeitliche Umfeld eines krankhaften Zustandes beschränkt bleiben.

Persönlicher Tipp:

Es gibt Menschen, an denen die Mücken offenbar besondere Freude haben.

Unguentum lymphaticum riecht sehr intensiv, winzige Mengen abends am Kopf, Hals und Armen eingerieben, ersparen fast immer die lästigen Stiche. Zumindest in unseren geografischen Breiten.

Als Tropfen stehen die folgenden Mittel zur Verfügung. Um das Buch nicht allzu unübersichtlich zu gestalten, werde ich in diesem und den Folgekapiteln auf die Angabe der Einzelbestandteile der Komplexmittel weitgehend verzichten.

Da die Hersteller angegeben sind, kann der interessierte Kollege über die im Anhang angegebenen Adressen die Kompendien/Heilmittelverzeichnisse anfordern.

- Lymphophön Phönix

zwei- bis dreimal täglich zehn bis 15 Tropfen

- Itires Tropfen Pekana

zwei- bis dreimal täglich zehn bis 15 Tropfen

- Lymphdiaral-Tropfen Pascoe

zwei- bis dreimal täglich zehn bis 15 Tropfen

- Lymphomyosot Tropfen Heel

zwei- bis dreimal täglich zehn bis 15 Tropfen

Lymphomyosot enthält Ferrum jodatum D 12, daher sind in seltenen Fällen Reaktionen bei Schilddrüsenerkrankungen möglich.

- Cefalymphat Tropfen Cefak

zwei- bis dreimal täglich 20 Tropfen.

Neben den oral zu verabreichenden Lymphmitteln sowie den Salben stehen noch diverse Injektionen zur Verfügung, die sich besonders bei prä- und postoperativen Zuständen, direkt in die Nähe des Geschehenen injiziert, bewährt haben.

- Cefalymphat Injektion Cefak
- Infi-Myosotis-Injektion Infirmarius Rovit
- Lymphaden Hevert
- Lymphomyosot Heel

Entweder allein oder im Gemisch mit anderen Mitteln submucös injizieren.

Bei sämtlichen Behandlungen des lymphatischen Systems sollte der Therapeut drei weitere Aspekte mit berücksichtigen:

1. Ausreichende Flüssigkeitszufuhr, möglichst stille Wasser mit geringem Natrium-Gehalt.

2. zur Unterstützung der Nieren-Ausscheidung, z. B.

- Kairem Remediaplex 1 Tropfen Kairos Remedia
- Solidago H Tropfen Nestmann
- Metasolidago Tropfen Fackler
- Juniperus komplex Tropfen Nestmann

3. Ausleitungs- und Drainage-Mittel:

- Toxex Tropfen Pekana
- Antitox Tropfen Phönix
- Derivatio H Tabletten Pflüger

Dieses Thema wird bei der Amalgamausleitung noch einmal unseren Weg kreuzen.

Zahnschmerzen

Niemand kann die Qual eines Zahnschmerzes ermessen, der selbst nie darunter gelitten hat.

Was der Laie als Zahnschmerz bezeichnet, nennt der Zahnmediziner eine akute Pulpitis.

Zum besseren Verständnis müssen wir uns einmal die (berechtigte) Frage stellen:

Was macht eigentlich den Zahnschmerz so unerträglich und gefürchtet? Die Phänomene einer Entzündung sind:

- Calor (Wärme)

- Rubor (Röte)

- Dolor (Schmerz)

- Tumor (Schwellung) und

- Functio Laesa (gestörte Funktion)

Für unsere Betrachtung sind vorrangig die ersten vier Charakteristika von Bedeutung.

Die folgende Grafik (Abb. 14) soll schematisch das Prinzip der Entzündung veranschaulichen.

Je stärker demzufolge der Entzündungsgrad, wobei die Spezies der Erreger einmal hintangestellt werden soll, desto größer werden die vier Faktoren.

An Prozessen der Haut und des Bindegewebes ist dieses Prinzip deutlich beobachtbar.

Die Haut rötet sich, wird prall und warm und wird in zunehmendem Maße schmerzhafter / druckschmerzhafter.

Im Zahn herrscht ein anderes Milieu: Alles ist begrenzt und eng.

Das Prinzip Calor ist stets, wie wir aus der Physikstunde noch wissen, mit Ausdehnung verbunden. Diese Ausdehnung (Tumor) ist aber ebenfalls durch das „Gefängnis" der Pulpa nur beschränkt möglich

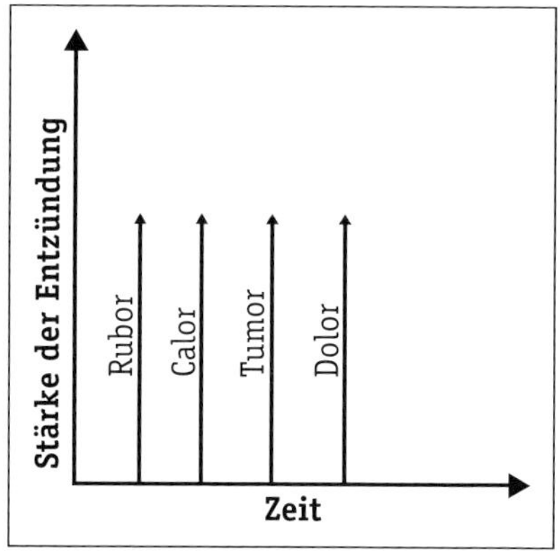

Abb. 14: Zeichen der Entzündung allgemein

These: Die Summe der vier Parameter ist für jede Entzündungsstärke gleich.

Gehen wir von der These aus, dass für jeden Zustand die Summe der vier Faktoren konstant ist, so lässt sich diese (theoretische) Gleichung nur aufrechterhalten, wenn durch die Nichtzunahmemöglichkeit zweier Faktoren ein anderer Faktor diese Größenzunahme abdeckt.

Das ist dann: Dolor.

Die Grafik für den Zahnschmerz sähe dann wie folgt aus:

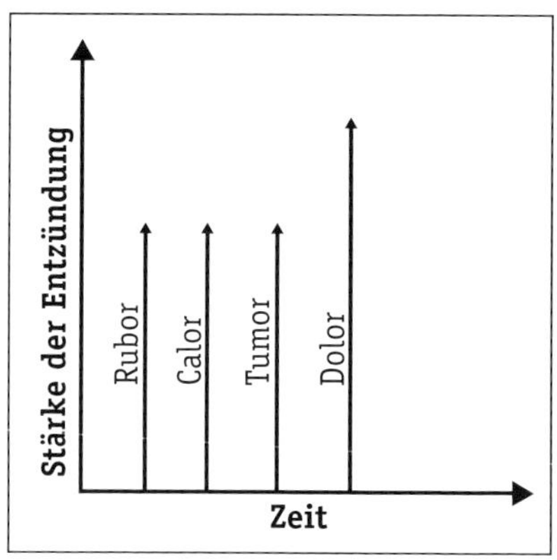

Abb. 15: Zahnschmerz Speziell: Entzündung im Zahn

Da sich die ersten drei Parameter durch die räumliche Begrenzung nicht entfalten können, verbleibt nur die Kompensation über den Parameter Dolor.

Die Symptome des stärker werdenden Zustandes weisen auf den Versuch des Körpers hin, die mangelnde Ausdehnung über die Wurzelspitze in das umliegende Zahnhaltegewebe abzuleiten:

Der Zahn wird druckempfindlich bis berührungsempfindlich.

Jeder Zahnarzt kennt die häufig damit verbundenen Schwierigkeiten. Es gelingt kaum, den Zahn per Anästhesie ruhigzustellen, geschweige denn irgendwelche notwendigen Behandlungen schmerzfrei durchzuführen. Dieser Zustand kommt nicht von ungefähr, sondern ihm geht fast immer eine längere (krankhafte) Entwicklung voraus.

Der Schweregrad entscheidet über die Folgemaßnahmen: Erhaltung durch biologische Therapie, Wurzelbehandlung oder Extraktion.

In den leichteren Fällen der Hyperämie wird man häufig mit einer homöopathischen Behandlung Erfolg haben.

- Pulpa dentis D 12 oder D 15 Wala

bis zu stündlich eine Ampulle injizieren

- Dentin Gastreu R35 Tropfen Dr. Reckeweg

Dentin Gastreu enthält u. a. die entzündungshemmenden und beruhigenden Mittel Aconitum, Chamomilla und Staphisagria. In meiner Praxis hat sich ein Mittel besonders bei leichteren Reizungen gut bewährt.

- Kalantol A Phönix (äußerlich)

20 bis 30 Tropfen auf eine Watterolle geträufelt, im Vestibulum am schmerzhaften Zahn liegen lassen, ca. 30 min. lang.

Für die Heimtherapie sollte man dem Patienten Watterollen mitgeben.

Auch bei empfindlichen Zahnhälsen hat sich dieses Verfahren gut bewährt.

Es enthält u. a. Arnica, Hypericum, Calendula und Rosmarinus.

Selbstverständlich müssen direkte Maßnahmen zahnärztlicherseits parallel laufen, z. B.

1. Entfernen der Karies

2. Bei eröffneter Pulpa: Abdecken der Wunde mit Calciumhydroxid

4. Ggf. Entfernen ungeeigneter Füllungen

Die Notwendigkeit einer ausreichenden Unterfüllung dürfte sich mittlerweile bis in die letzten Winkel unseres Landes herumgesprochen haben, so dass ich mir dieses leidige Thema ersparen kann.

Bei stärkeren Beschwerden wären im Sinne einer Linderung oder eines Erhalts weiterhin einzusetzen:

- Lachesis D 12

entweder stündlich fünf Tropfen oder als Ampulle direkt vestbulär injizieren.

Als Nosoden kommen in Frage:

- Akute Pulpitis D 8, D 10 oder D 12 Staufen-Pharma

Dreimal täglich zwölf Tropfen oder zehn Globuli oder als Ampulle direkt injizieren.

- Staphylococcus aureus D 10 oder D 12 Staufen-Pharma

- Staphylococcus aureus Injeel Heel

am besten als Ampulle direkt vestibulär injizieren.

Ist die Pulpa-Hyperämie, aus welchen Gründen auch immer, nicht mehr rückgängig zu machen, und die Entwicklung geht in eine gangränöse Form über, dann stellt sich natürlich die Frage der Weiterbehandlung.

Die Entscheidung, ob Wurzelbehandlung oder Extraktion, ist von mehreren Faktoren abhängig:

1. Gesamtbefinden des Patienten

2. Alter des Patienten

3. Art und Funktion des Zahnes

4. Welche Organe hängen energetisch mit dem Zahn zusammen (Resonanzketten)

5. Ist dieser Zahn evtl. entscheidend, auch aus psychologischen Gründen, für das Weiterbestehen einer festsitzenden Lösung

So wird man bei einem Jugendlichen, insbesondere, wenn es sich um einen Frontzahn handelt, eher für einen Erhalt plädieren als zur Zange greifen - es sei denn, es liegen gravierende Erkrankungen resonanzkettenmäßig korrelierender Organe vor.

Bei folgenden Erkrankungen sollte man im Sinne einer Zukunftsprophylaxe eher an eine Extraktion denken, die tunlichst unter homöopathischem Begleitschutz durchzuführen ist (siehe später).

1. Starke Allergien

2. Lebererkrankungen

3. Autoimmunerkrankungen

4. Immundefizite

5. Vorliegen weiterer avitaler Zähne bzw. sonstiger Störfelder

Folgende Mittel sollten sowohl bei einer Wurzelbehandlung als auch bei einer Extraktion eingesetzt werden.

- Pyrogenium D 12, zweimal täglich zehn Tropfen

- Gangränöse Pulpa Staufen-Pharma D 10 oder D 12, täglich fünf Tropfen.

Beide Mittel sollten auf einen kurzen Zeitraum, d. h. maximal drei bis fünf Tage, beschränkt werden. Zusätzlich wird man Aqua silicata kplx Nestmann verordnen, das u.a. Arnica und Symphytum enthält.

Überempfindliche Zahnhälse

Für manchen Patienten stellt die starke Reaktion auf kalte und heiße Getränke eine wahre Crux dar, da er stets ängstlich darauf bedacht ist, dem unangenehmen, alles durchziehenden Schmerz auszuweichen. Die klassische Schulzahnmedizin hat wenig Effizientes zu bieten. Die Okklusion muss selbstverständlich überprüft werden. Gleichzeitig ist das Eruieren nächtlichen Knirschens von Wichtigkeit.

Die fluorhaltigen Gels und die werbemäßig stark angepriesenen Zahnpasten nutzen im Grunde nicht viel. Fluorlacke sind keine Therapie, es ist ein einfaches „Überschmieren".

Um ehrlich zu sein: Auch die Naturheilkunde und die Homöopathie tun sich mit diesem Thema schwer.

Versuchsweise können verwendet werden:

- Silicea D 12

täglich zehn Tropfen oder Globuli

- Kieserit D 12 oder D 15 Weleda

täglich zehn bis 15 Tropfen

- Dentin D 12 oder D 15 Staufen-Pharma

täglich eine Tablette

Als lokale Maßnahme haben sich in manchen Fällen gut bewährt:

- Solutio Myrrhae balsamicae Weleda

oder

- Kalantol A Phönix

ca. zehn bis 15 Tropfen auf eine Watterolle träufeln und vestibulär längere Zeit, ca. eine halbe Stunde, einwirken lassen.

Bei nächtlichem Zähneknirschen, das auf der physischen Seite nichts weiter als eine Art ohnmächtiges Ausleben psychischer Intentionen und Probleme ist, kann zusätzlich verordnet werden:

- Zincum metallicum D 30

Einmal wöchentlich zehn Tropfen oder Globuli

- Kairem Remediaplex 5, das homöopathisches Zink, Hopfen und Hafer enthält

Begleittherapien bei der Präparation von Füllungen und Kronen

Jede Präparation, wenn sie über das Entfernen kariösen Schmelzes und Dentins hinausgeht, ist die Amputation von gesunder Körpersubstanz. Für den Zahn ein wahrhaftiger Schock. Bedenkt man, dass heutzutage in manchen Sitzungen zehn, zwölf oder gar mehr Zähne beschliffen werden, da die schnelle Turbine derartige Aktionen erleichtert, so kann man sich manchmal einer Art Unbehagen nicht erwehren.

Wer sich darüber hinaus mit der inhaltlichen-symbolhaften Zuordnung der Zähne befassen möchte, den verweise ich auf mein Buch „Mars im Spiegel".

Das Hauptgefahrenmoment bei unsachgemäßen Beschleifmaßnahmen ist das Entstehen einer chronischen Pulpitis. Durch die hohe Umdrehungsgeschwindigkeit des Bohrers wird neben dem Effekt des Abtragens von Substanz zugleich ein Unterdruck erzeugt, der feine organische Bestandteile der so genannten Tomes´schen Fasern herausreißt und die Pulpa stark irritiert.

Neben der Möglichkeit der „Entartung" zu einer akuten Pulpitis (eine hohe Prozentzahl von Wurzelbehandlungen muss vor und nach dem Einsetzen von Kronen durchgeführt werden, entweder sofort oder zeitlich später versetzt) entsteht die oben bereits erwähnte chronische Pulpitis. Die Symptome sind weit gestreut von beschwerdefrei bis schmerzhaft (schwer therapierbar!) beim Kauen. Auch wenn keine Anzeichen subjektiv spürbarer Art vorhanden sind, so zwingt doch ein chronischer Zustand den Organismus zu einem leichten Daueralarmzustand, der einen Teil der vorhandenen Lebensenergiereserven absorbiert.

Nach meinen Erfahrungen mit der Elektroakupunktur (Vegatest) steckt schätzungsweise unter jeder zweiten bis dritten Krone eine chronische Pulpitis (um nicht für semantische Verwirrung zu sorgen: die Wörter Krone und chronisch haben nichts miteinander gemein).

Diese Feststellung berechtigt aber noch nicht zu den noch immer häufig vorgenommenen exodontischen Kahl- und Rundumschlägen in manchen deutschen Provinzen.

Nimmt man hingegen die lebendige Pulpa als etwas Erstrebens- und Erhaltenswertes an, so hat an dieser Stelle ein Ausspruch seine Gültigkeit:

Viele Gedenkminuten hätten durch Denkminuten verhindert werden können.

Wenn aber ein derartiger Eingriff - als solchen wollen wir einmal wertfrei eine Präparation beschreiben - unumgänglich ist, so kann man mit homöopathischen Mitteln einiges zur „Schock-Linderung“ tun.

Die elementarsten technischen Voraussetzungen für ein Minimum an Schaden sind die ausreichende Kühlung und das Nichtverwenden des Turbinenbohrers im Dentin und in pulpennahen Bezirken.

Eine der Möglichkeiten, die sich in meiner früheren Praxis hervorragend bewährt haben, ist die nachfolgende Mischung. Die Anzahl der Problemfälle ging drastisch zurück.

Seit damals hat sich arzneimittelmäßig einiges geändert, so dass die in früheren Publikationen angegebene Komponente Dentin complex durch andere Bestandteile ersetzt werden musste.

- Pulpa dentis suis Heel Ampulle

- Traumeel S-Tablette Heel

Die Tablette pulverisieren (im Mörser oder Dappenglas), vermischen mit einer Ampulle Pulpa dentis und Calxyl sowie physiologischer Kochsalzlösung.

Diesen Brei direkt nach der Präparation, also vor irgendwelchen weiteren Maßnahmen wie Abdrücken oder Provisorienherstellung, auf den Zahnstumpf auftragen und ca. fünf Minuten einwirken lassen. Dann abwischen.

Die direkte Behandlung mit dieser Mischung nach Abschluss der Präparation ist so wichtig, damit nicht irgendwelche Fremdmaterialien die angeschnittenen Odontoblasten infizieren oder toxizifieren können

Diese Mischung ist nicht lange haltbar. Da pro Sitzung aber nur je eine Tablette und eine Ampulle verwendet und auch nur wenig Calxyl und physiologische Kochsalzlösung gebraucht wird (das ganze soll wie ein dickflüssiger Brei werden), sind die Kosten enorm gering. So manche unnötige und zeitaufwendige Folge- und Beschwerdesitzung, die den Praxisbetrieb aufhält und als zusätzlicher Kostenfaktor anzusehen ist, kann dadurch eingespart werden.

Zusätzlich wäre die folgende Behandlung nach jeder Präparationssitzung wünschenswert:

- Pulpa dentis suis (forte) Injeel Heel

nach jeder Sitzung, auch bei Anproben und Eingliederungen, eine Ampulle in die Umschlagfalte injizieren. Noch einmal der Hinweis: Diese Ampullen müssen nicht subperiostal injiziert werden, wie es die Zahnärzte stets rein routinemäßig tun. Die submuköse Applikation reicht völlig aus.

In den Zwischenzeiten kann der Patient de Ampulle auch als Trinkampulle verwenden.

Begleittherapie bei kieferchirurgischen Eingriffen

Sämtliche kieferchirurgischen Eingriffe erfahren ihre Durchführung und ihre Ausheilung in einem denkbar ungünstigen Milieu, so dass man manchmal von einem Wunder sprechen kann - sofern man die Augen und Ohren für diese Dinge nicht gänzlich abgestumpft hat - dass nicht größere Komplikationen eintreten.

Im Gegensatz beispielsweise zur Thorax- oder Bauchraum-Chirurgie, die unter weitgehend sterilen Kautelen erfolgen kann, herrscht im Mundraum alles andere als Sterilität.

Nahrung muss zugeführt werden, der Speichel bildet sich nach wie vor und läuft eventuell in die Wunden hinein. Die ubiquitären Bakterien sind immer präsent, die Mykosen nehmen ständig zu. Ein denkbar ungünstiges Heilungsmilieu!

Unter den Einwirkungen der Schwerkraft heilen Wunden im Unterkiefer zumeist schlechter als im Oberkiefer, da die Wunden immer wieder mit Nahrung und Speichel kontaminiert werden.

Nach meinen Erfahrungen treten demzufolge die meisten Wundheilungsstörungen im Unterkiefer auf, besonders in den Bereichen der Sechser und Achter, unabhängig davon, ob es sich um eine reine Extraktion, eine komplizierte Extraktion oder einen operativen Eingriff handelt.

Es ist bekannt, dass schlecht heilende Wunden häufig eine so genannte Restostitis oder chronische Kieferostitis im Gefolge haben. Einzelheiten über das gesamte Umfeld bitte ich in meinem Buch: „Eigener Herd - Goldes wert?" nachzulesen.

An dieser Stelle geht es mir in erster Linie um die Frage der homöopathischen Begleittherapie, um derartige Zustände wie eine Restostitis vermeiden zu helfen.

Der letzte Teil des Satzes klingt etwas vermessen, er sollte eher heißen: Was kann man nach bestem Wissen und Gewissen versuchen zu tun, um die Wundheilung zu optimieren?

Eine Sicherheit für eine absolut beschwerdefreie Heilung ohne mögliche Folgen kann es in einem derart komplexen System, wie es der Mensch darstellt, nie geben.

Voraussetzung einer guten Wundheilung von Seiten des Chirurgen sind:

1. eine gewebeschonende Operation

2. bei avitalen Zähnen muss das um den Zahn herumliegende toxische Umfeld, das bereits mit giftigen Produkten aus dem Zahn „infiziert" ist, vorsichtig ausgefräst werden.

Eine Verbesserung des Mundmilieus kann neben einer guten Zahnpflege dem Heilungsverlauf nur dienlich sein.

Spülungen vor einem Eingriff und vorsichtiges Spülen danach können mit folgenden Mitteln vorgenommen werden (s.a. Schleimhauterkrankungen):

- Calendula-Essenz Weleda oder Wala
- Vulpur Pekana
- Teebaumöl

Bei tiefen Zahnfleischtaschen kann vor einem Eingriff durch das Spülen mit dreiprozentigem H_2O_2 eine Durchwirkung mit bakterizidem Sauerstoff erzielt werden.

Nun zu den eigentlichen homöopathischen Unterstützungsmitteln (Einzelmitteln), die bereits in dem Kapitel Verletzungen/Verstauchungen angegeben sind.

Um Ihnen, verehrte(r) Leser(in), das leidige Zurückblättern zu ersparen, gebe ich die Heilmittel noch einmal in Stenogramm-Stil an.

Arnica (Bergwohlverleih)
das Mittel bei allen Verletzungen, Verstauchungen, stumpfen Traumen

- Arnica D 12

zwei- bis dreimal täglich zehn Tropfen.

Symphytum (Beinwell, Wallwurz, Comfrey)
das Mittel bei allen Knochenverletzungen

- Symphytum D 6, D 8 oder D 10

dreimal täglich zehn Tropfen.

Ruta (Weinraute)
das Mittel bei allen Periostbeteiligungen

- Ruta D 6, D 8 oder D 10

dreimal täglich zehn Tropfen.

Hypericum (Johanniskraut)
das Mittel bei Verletzungen der Nerven bzw. postoperativen Neuralgien

- Hypericum D 10 oder D 12

zweimal täglich zehn Tropfen.

Einige Autoren geben zudem folgendes Mittel an:

Phytolacca (Kermesbeere)

das Mittel, um bei den Eingriffen einen Störfeld-Streueffekt zu unterbinden, d. h., die Fernwirkungen entlang der Resonanzkette zu verringern.

• Phytolacca D 6, D 8 oder D 10

dreimal täglich zehn Tropfen.

Sämtliche Mittel können einzeln (für Puristen) oder zusammen (für Konzessionsbereite) eingenommen werden.

Am besten gibt man die Tropfenzahl in ein Glas stilles Wasser (z. B. Volvic oder in gutes Leitungswasser), um den Alkohol nicht so scharf auf der Zunge zu spüren. Das Wasser sollte zur besseren Resorption etwas im Munde belassen werden.

Um dem Patienten das Jonglieren mit so vielen Fläschchen zu ersparen, kann man vom Apotheker die Einzelmittel mischen lassen.

Sollen alle fünf Mittel als Kombination genommen werden, so gibt man dem Apotheker an: aa partes (zu gleichen Teilen) ad 50 (100) ml. In der Apotheke wird nun fünfmal die Mindestmenge 10 (20) ml bestellt und in eine größere 50 (100) ml-Flasche zusammengefüllt.

Es empfiehlt sich, vor der Einnahme die Flasche kurz durchzuschütteln.

Wer den Komplexmitteln mehr zugetan ist, die zudem billiger sind als Apothekenmischpräparate, da sie bereits ab Werk gemischt sind, der greife zu einigen spezifischen Mitteln, die sich im Umfeld operativer Eingriffe bewährt haben.

Um Sie nicht mit fortwährenden Zusammensetzungen zu ermüden, sollen bei nur zwei Komplexmitteln exemplarisch die Einzelbestandteile angegeben werden.

• Aqua silicata F komplex Tropfen Nestmann

Symphytum D 2, Asa foetida D 4, Arnica D 4, Angostura D 4, Abrotanum D2, Calendula D 2, Calcium phosphoricum D 8, Calcium fluoratum D 8, Helianthus annuus D 4, Hepar sulfuris D 8, Hypericum D 2, Secale cornutum D 4, Ecinacea angustifolia D 3, Aqua silicata

Zwei- bis dreimal täglich zehn bis 15 Tropfen

• Odonton Echtroplex Tropfen Weber & Weber

Arnica D 4, Calendula D 3, Staphisagria D 4, Echinacea, Hepar sulfuris D 8, Kalium bichromicum D 8, Kalium sulfuricum D 8, Symphytum D 6

Zweimal täglich zehn bis 15 Tropfen.

Die Zusammensetzung ist natürlich von Firma zu Firma verschieden, je nach Intuition und Zielsetzung des „Komponisten".

Es gibt noch weitere bewährte Mittel, deren Detailzusammensetzung aus den Firmenkompendien zu ersehen ist (siehe Adressen im Anhang):

• Traumeel S Heel

(Tabletten, Tropfen, Ampullen)

• Mixtura Symphyti Gerner (Tropfen)

• Symphytum comp. Wala

(Globuli, Ampullen)

• Ruta Gastreu R 55 Dr. Reckeweg (Tropfen)

• OSS-regen Pekana (Tropfen)

Wie lange sollen die Mittel eingenommen werden?

Die Meinungen darüber sind sehr divergierend. Ich möchte Ihnen daher meine Methode weitergeben, da sie sich in meiner Praxis bewährt hat,

Mir geht es darum, den Organismus für den Zeitpunkt des Ereignisses, also den operativen Eingriff, vorzubereiten und nach Möglichkeit über die kritischen Klippen der ersten postoperativen

Tage hinwegzuhelfen. Der Patient beginnt drei Tage vor dem Eingriff mit der Einnahme:

Zwei- bis dreimal täglich zehn bis 20 Tropfen. Dreimal tägliche Einnahme ist besonders von Berufstätigen nur schwer einzuhalten, daher muss man bei Berufsätigen eben einen Kompromiss eingehen.

Nach dem Eingriff nimmt der Patient die Mittel ungefähr vierzehn Tage weiter ein. Diese Standard-Therapie - so will ich sie einmal nennen - dürfte in der Mehrzahl der kieferchirurgischen Eingriffe durchaus ihren Zweck erfüllen.

Dazu würde ich - mit kleinen Abstrichen je nach individueller Ausgangslage - folgende Bereiche zählen:

1. Obere Frontzähne einschließlich der Prämolaren

2. Untere Frontzähne, mit Einschränkung einschließlich der Prämolaren. Je weiter man, besonders im Unterkiefer, in die hinteren Bereiche der Molaren kommt, desto problematischer kann die Heilung sein und desto größer sind zumeist die Nachbeschwerden und vor allem die Gefahr der Nichtausheilung oder das Entstehen einer trockenen Alveole mit den bekannten Schmerzen.

Ein mehrwurzeliger Zahn hinterlässt einen respektablen Defekt, der zuerst durch ein Blutkoagulum aufgefüllt, später durch Blutgefäße nutritiv versorgt und organisiert und schlussendlich wieder in Kieferknochen umgewandelt werden soll.

Und das alles unter den nicht gerade günstigsten Bedingungen! Wahrlich eine Meisterleistung der Natur, wenn es tadellos und vollständig funktioniert!

So wird man bei der Extraktion eines unteren avitalen Sechsers bzw. bei der Revision einer Restostitis eines Achters zusätzliche Mittel einsetzen.

Da die summative Aufzählung für den Anfänger verwirrend sein mag, werde ich am Schluss dieses Kapitels exemplarisch eine Begleittherapie ausführlich angeben.

1. Organpräparate wie

- Maxilla feti Wala (Oberkiefer)
- Mandibula feti Wala (Unterkiefer)
- Medulla ossium Wala (Knochenmark)
- Alveoli dentales Wala (Zahnfächer)
- Periodontium Wala (Zahnhaltegebiet)

2. Nosoden wie

- Kieferostitis Staufen-Pharma (leider sind viele früher lieferbare und hervorragende Nosoden nicht mehr im Lieferprogramm)
- Kieferostitis Injeel Heel
- Granuloma dentis Injeel Heel
- Destruierendes Granulationsgewebe Staufen-Pharma
- Osteo-Sinusitis maxillaris Staufen-Pharma
- Wurzelbehandelter Zahn Staufen-Pharma

3. Calcium-Präparate zur Förderung des Wiederaufbaus der Knochensubstanz wie

- Calcium phosphoricum D 12
- Calcium silicicum D 10 oder D 12
- Calcivitan similiaplex Pascoe

- Calcium komplex elha

4. Zink-Präparate

- Zincum metallicum D 10

Sonstige Zinkpräparate (Substitution)

5. Bei Abwehrschwäche und Infektionsneigung

- Echinacea comp. SN Heel
- Remediaplex 100 Kairos Remedia

6. Bei lymphatischer Schwäche zur Förderung des Abtransportes der „Stoffwechselschlacken"

- Lymph-Salben (siehe dort)
- Folliculi lymphatici laryngei Ampullen Wala
- Tonsillae palatinae Ampullen Wala
- Lymphaden Tropfen Hevert

7. Bei einer odontogenen Sinusitis

- Membrana sinus maxillaris Ampullen Wala
- Membrana sinuum paranasalium Ampullen Wala

zusätzlich homöopathische Mittel wie

- Hydrastis komplex Nestmann
- Luffa Tabletten Nestmann
- Sinuselect Dreluso
- Nasoheel Heel

8. Bei der Gefahr einer Irritation/Verletzung des Nervus alveolaris inferior:

- Nervus trigeminus Ampullen Wala

9. Bei der meist vorhandenen Streptokokken-Belastung/-Besiedlung der Störfelder

- Streptococcus haemolyticus Staufen-Pharma
- Streptococcus haemolyticus Injeel Heel

10. Als Mittel mit omnipotenter Heilkraft

- Funiculus umbilicalis Wala
- Funiculus umbilicalis Injeel Heel
- Coenzyme comp Heel

11. Als zahnspezifische Zusatzmittel eignen sich die Remediaplexe

Die Zugehörigkeit zum jeweiligen Zahngebiet ist an der Zahl ersichtlich:

- Remediaplexe 6 bei sämtlichen Sechsern
- Remediaplexe 8 bei sämtlichen Achtern.

Weiteres ist im Kapitel über die Remediaplexe zu lesen.

Neben diesen homöopathisch ausgerichteten Heilmitteln wären noch zwei Enzympräparate zu nennen:

- Bromelain Dragees ursa
- Wobenzym Dragees Mucos
- Phlogenzym Dragees Mucos

Sie sind bei der Resorption von Ödemen und Schwellungen hilfreich.

Auch wenn Sie nun glauben, Ihre Aufnahmekapazität wäre ob der Vielfalt der Mittel fast erschöpft, muss ich Ihnen noch ein Zusatzpaket präsentieren.

Im Körper hängt alles mit allem zusammen.

Das bedeutet: Ereignisse in einem Bereich des Organismus haben Auswirkungen auf andere, teilweise entfernt liegende Areale. Aus der chinesischen Akupunktur-Lehre und ihren Meridianen sind diese Relationen schon seit langem bekannt.

In Anlehnung an moderne Vorstellungen habe ich dafür den Ausdruck Resonanzketten geprägt, über die ich bereits in anderen Büchern ausführlich referiert habe.

Was bedeutet diese Erkenntnis nun für unsere Abhandlung der kieferchirurgischen Begleittherapie?

Die Odontone, wie Voll das Gesamtgebilde Zahn nannte, haben Auswirkungen auf bestimmte Organe. Umgekehrt - es gibt im Körper keine Einbahnstraßen - besteht ebenfalls eine Wirkung auf das Zahn-Kiefer-Areal.

Das hat bestimmte Konsequenzen, deren sich die meisten (Zahn)Ärzte nicht bewusst sind. Eine mit Sorgfalt vorgenommene Operation in einem Kiefergebiet kann in ihrer Heilung durch ein (energetisch oder bereits physisch) krankes Organ gestört werden. Die Folgen sind: Nachbeschwerden, schlimmstenfalls ein Rezidiv.

Daraus resultiert: Eine Behandlung eines Zahngebietes erfordert eine Parallel-Therapie des resonanzkettenmäßig dazugehörigen, das Schwingungsmuster der Gesamtkette aber negativ beeinflussenden Organs. Zwei Beispiele sollen diesen Teil des Kapitels etwas erhellen.

1. Bei avitalem oberem Einser und Nierendysfunktion

Im Falle einer Extraktion empfiehlt es sich beispielsweise folgende Mittel zusätzlich einzusetzen:

- Renes D 10 Wala
- Pascorenal Pascoe
- Remediaplex 1 Kairos Remedia

2. Avitale untere Eckzähne und funktionelle Gallenblasenstörungen

Im Falle einer Extraktion zusätzlich:

- Vesica fellea D 12 oder D 15 Wala
- Remediaplex 3 und 4 Kairos Remedia
- Chelidonium komplex Nestmann

Um diesen relativ großen, aber wichtigen Gesamtkomplex in eine nachvollziehbare und anschauliche Form zu bringen, gebe ich zwei Patientenfälle an.

1. Eine 46jährige Patientin berichtet über häufige Lymphknotenschwellungen im rechten Submandibularbereich.

Der Zahn 46 wurde mit 28 Jahren gezogen, da sie, obwohl wurzelbehandelt, ständig Beschwerden an diesem Zahn verspürte. Die Wundheilung war schlecht, es mussten diverse Tamponaden gelegt werden.

Mit 32 Jahren Blinddarmentfernung. Ebenfalls schlechte Verheilung, Verwachsungen. Ab und zu stechende Beschwerden in der Gegend. Die Patientin leidet seit der Pubertät an Verstopfung, neigt zur Fülle, nascht gern. Im gynäkologischen Bereich: Zweimal Candida-Mykosen.

Elektro-Akupunkturtest: Restostitis 46, im Röntgenbild deutlich als „Zahnschatten" sichtbar.

Therapie:

Erster Schritt:

Ernährungsberatung, Reduzierung der raffinierten Kohlenhydrate, Umstellung auf mehr basische Kost.

Zusätzlich:

Dr. Metz Minaktiv Pulver, zweimal täglich einen gestrichenen Löffel in Flüssigkeit zur Verbesserung der Darmperistaltik. Zusätzlich Nepro-Rella Tabletten Nestmann, dieses Mikroalgenpräparat ist gut verdaulich und hat wegen seines Chlorophyll-Gehaltes zusätzlich eine positive Auswirkung auf den Gesamtorganismus

Zweiter Schritt:

Revision der Restostitis 46

a) Vorsichtiges Spülen mit Teebaumöl (intensive Wirkung, daher nur zwei bis drei Tropfen auf ein Glas Wasser)

b) Aqua silicata komplex Nestmann ,

ab drei Tage vor dem Eingriff zweimal täglich zehn bis 15 Tropfen in stillem Wasser bis 14 Tage nach dem Eingriff.

Kairem Remediaplex 1

Kairem Remediaplex 4 (einnehmen wie Aqua silicata komplex))

Zur besseren Entgiftung/Ausleitung wird zusätzlich also ein Nieren- und ein Lebermittel eingesetzt.

c) Mandibula D 12 Wala

Kieferostitis D 12 Staufen-Pharma

Streptococcus haemolyticus Injeel Heel

Folliculi lymphatici D 12 Wala

Colon suis Injeel Heel

Die Ampullen trinkt der Patient ab drei Tage vor dem Eingriff, direkt nach dem Eingriff werden die Mittel injiziert (i. m. oder submucös, nicht subperiostal), dann weiter pro Tag je eine Ampulle, bis die Ampullen aufgebraucht sind.

Für Bindegewebe und Lymphe sowie die Knochenregeneration nimmt die Patientin:

d) Calcium silicicum D 10, zweimal täglich zehn Tropfen oder

Schüssler-Salz Nr 2 D 12 (Calcium phosphoricum) DHU, ISO oder Pflüger

Remediaplex 6 Kairos Remedia, zweimal täglich zehn Tropfen.

Nach der Revision verschwinden die rezidivierenden Lymphknotenschwellungen am Unterkieferrand. Das Stechen in der Blinddarmgegend tritt nur noch selten auf.

Und was die Patientin am meisten verblüffte: auch der Stuhlgang normalisierte sich.

2. Ein 56jähriger Patient, bislang fast nie krank, leidet unter Leistungsabfall und Herzrhythmusstörungen (Tachykardien), für die keine Erklärung zu finden ist.

Nachdem alle Untersuchungen nichts Definitiv-Fassbares ergeben haben, sind die Zähne der letzte Versuch.

Einige Amalgamfüllungen zeigen sich ohne bemerkenswerte Spannungs- und Stromstärkewerte.

Elektroakupunkturtest:

Restostitis 38

Resonanzketten:

Herz/Dünndarm sowie Energiehaushalt

Revision der Restostitis 38

a) Spülen mit Calendula Essenz Weleda

b) Aqua silicata komplex Tropfen, zwei- bis dreimal täglich zehn bis 15 Tropfen ab drei Tage vor dem Eingriff bis 14 Tage danach.

c) Mandibula D 12 Wala

Medulla ossium D 12 Wala

Kieferostitis Injeel Heel oder Kieferostitis D 10 Staufen-Pharma

Destruierendes Granulationsgewebe D 10 Staufen-Pharma

Diese Ampullen ab drei Tage vor dem Eingriff trinken, direkt danach injizieren, dann weiternehmen.

Zur besseren Calcifizierung:

Schüssler-Salz Nr. 2 D 12 (Calcium phosphoricum) zwei x tägl drei Tabl.

Hinzu kommen weisheitszahnspezifische Mittel:

Remediaplex 8 Kairos Remdia,

ab drei Tage vor dem Eingriff zweimal täglich zehn Tropfen bis 14 Tage danach.

Ein optimaler Zeitpunkt für den operativen Eingriff ist die Zeit von 11 - 13 Uhr; nach der chinesischen Maximalzeituhr hat in diesen zwei Stunden das Herz seine beste Zeit.

Damit sinkt die Gefahr unliebsamer Herz- und Kreislaufzwischenfälle.

Um Problemfälle besser zu beherrschen, sind wir in der Praxis dazu übergegangen, zeitmäßige Konstellationen wie Biorhythmus und Mondrhythmus bei derartigen Eingriffen zu berücksichtgen. An Hand einer Computer-Grafk, die Biorhythmus und Mndrhythmus kombiniert, werden dann die für den Patienten nach empirischem Wissen besten Daten eingezeichnet.

Blutungsneigung

Nicht immer verläuft eine Operation ohne Komplikationen. Es können intra-operative Blutungen oder Nachblutungen auftreten.

Neben den üblichen Maßnahmen wie Drucktamponade oder die Applikation von Tupfern, die blutungsstillende Zusätze enthalten, ist es ratsam, einige Homöopathika in Reichweite zu haben.

Bei venösen Blutungen/Sickerblutungen

- Hamamelis D 6, D 8 oder D 10

oder

- Millefolium D 6, D 8 oder D 10

mehrmals stündlich fünf bis zehn Tropfen oder als Ampulle in die Nähe der Blutung injizieren.

Bei den gefährlicheren arteriellen Blutungen, die im Pulsrhythmus austretendes Blut zeigen, sollte man neben der örtlichen Komprimierung folgendes Mittel zur Hand haben:

- Phosphorus D 200 Ampullen D H U oder Staufen-Pharma

Eine Ampulle direkt neben die Blutungsstelle injizieren.

Gelber Phosphor wurde früher als Rattengift eingesetzt. Die Ratten starben dann an inneren Blutungen, speziell Leberblutungen.

An diesem Mittel zeigt sich einmal mehr das Prinzip der Homöopathie, das „Similia similibus curentur".

Es war für mich einige Male erstaunlich zu erleben, wie schnell die Blutung danach aufhörte.

Einige Firmen bieten auch Komplexmittel für diese Zwecke an, die Millefolium oder Hamamelis enthalten.

Postoperative Beschwerden

Trotz aller Vorsichts- und Vorsorgemaßnahmen kann es trotzdem zu Schmerzen oder gar Wundheilungsstörungen kommen.

a) Bei starken Schwellungen können noch nachträglich, falls nicht vorher gegeben, die Mittel, wie sie im Kapitel über kieferchirurgische Eingriffe angegeben sind, eingesetzt werden.

Zusätzlich bewährt haben sich Lymphdrainagen und, falls möglich, Farblichtbestrahlungen mit der Farbe Blau oder, falls diese Möglichkeit nicht besteht, auch nur blaue Tücher auflegen.

b) Bei starken Schmerzen

- Maxilla feti/Mandibula feti D 15 oder D 30 Wala

Je nachdem, um welchen Kiefer es sich handelt, täglich intraoral oder intramuskulär injizieren.

- Nervus trigeminus D 15 oder D 30 Wala injizieren.
- Hypericum D 10 oder D 12 DHU oder Staufe-Pharma injizieren.

c) Bei zerfallendem/zerfallenem Wundkoagulum Wunde gründlich säubern mit H_2O_2 3% oder Calendula Essenz.

- Ceratum benzoinatum Weleda.

Dieses pastenförmige Mittel hat eine hervorragend-stillende Wirkung auf die Schmerzen und auf die Heilung. Einen Tamponade-Streifen damit beschicken, in die Wunde einbringen und in den ersten Tagen täglich wechseln.

- Pyrogenium D 10 oder D 12
- Echinacea D 10
- Lachesis D 12

Entweder Pyrogenium allein oder zusammen mit einem der anderen beiden Mittel vestibulär injizieren.

Gerade bei diesen Wunden zeigt sich die Indikation von Pyrogenium.

Die stinkende, jauchige Wunde schreit geradezu nach dem ihr ähnlichen Prinzip, dem verdorbenen Fleisch - dem Mittel Pyrogenium.

Unbedingt muss in solchen Fällen das Gedankengut der Resonanzketten in die Therapie einbezogen werden, d. h. die korrespondierenden Organe müssen unterstützend behandelt werden.

Natürlich sind zusätzlich entzündungshemmende und infektionsreduzierende Komplexmttel ebenso geeignet, z.B.

Hepar sulfuris 68 Tabletten Nestmann drei bis fünf mal täglich eine Tablette

Hepar sulfuris 111 Tabletten Synergon Kattwiga drei bis fünf mal tägich eine Tablette (in diesem Mittel ist zusätzlich das bereits vorher erwähnte Pyrogenium enthalten.

Jeweils bis die Entzündungen und Schmerzen abgeklungen sind.

Neuralgien, Kopfschmerz, Migräne

Neuralgien

Wie schwer diagnostizierbar und in ihrer Kausalität verifizierbar Neuralgien (natürlich auch der Kopfschmerz und ebenso die Migräne) sind, zeigt die Tatsache, dass solche Menschen sehr oft zwischen den Einzeldisziplinen der Medizin hin- und her „geschoben" werden. Vor einer direkten Behandlung der Neuralgien im Kopfgebiet ist es unumgänglich, andere „Ursachen" auszuschließen.

Dazu zählen:

1. Chronische (subakute) Pulpitiden

2. Chronische Kieferostitiden, die häufig durch die darin enthaltenen Erreger eine Reizung des Nervus trigeminus auslösen können.

3. Überprüfen der intraoralen Metalle. Hohe Spannungen - manchmal fragt man sich, wie Menschen derart extreme Batterieeffekte aushalten - können zu nervalen Irritationen führen. Unter solchen Voraussetzungen können auch Homöopathika nur versagen.

4. Erkrankungen der Nasennebenhöhlen.

Die neuralgiformen Beschwerden haben in ihrer subjektiv empfundenen Schmerzqualität ein breites Spektrum.

Von der leicht nagenden, vor sich hin schwelenden Störung des Allgemeinbefindens bis zur einschießend-blitzartigen Attacke der gefürchteten Trigeminusneuralgie, die bei Berührung, Zähneputzen, Niesen oder Gähnen auftreten kann.

Wenn mit klinischen Untersuchungsmethoden und den Diagnosemitteln der so genannten Alternativ- oder Komplementärmedizin keine auslösenden Faktoren gefunden werden, dann wird man mit den Mitteln der Homöopathie dem Patienten zu helfen versuchen.

- Hypericum D 10 oder D 12
- Mezereum D 8, D 10 oder D 12
- Ranunculus D 8, D 10 oder D 12

zweimal täglich zehn bis 15 Tropfen von einem der Mittel.

Aus der Gruppe der Komplexmittel bieten sich an:

- Mezereum Komplex Nestmann

zweimal täglich zehn bis 15 Tropfen im Akutfall stündlich.

- Neuralgie-Gastreu R 70 Dr. Reckeweg

- Aconitum comp. Wala

entweder als Injektion oder als Globuli (ein- bis mehrmals täglich fünf Globuli) oder als Öl zum äußerlichen Einreiben der Schmerzstelle.

Es besteht ein Zusammenhang zwischen Vitamin B - speziell Vitamin B 1-Mangel - und Tendenzen zu Neuritiden/Neuralgien.

Daher empfiehlt sich die Gabe von Vitamin B 1.

Eine oft anzutreffende Fehldiagnose ist die klinische Feststellung: "Trigeminusneuralgie", obwohl die typischen Kriterien einer derartigen Erkrankung überhaupt nicht vorliegen. Ein Dauerschmerz ist keine Trigeminusneuralgie! Weitere Informationen zu diesem Thema findet der suchende Leser auch in meinem neuen Buch „Schmerz-Therapie und Biologische Zahnheilkunde".

Das Prekäre ist dabei nicht die Fehlinterpretation, sondern die daraus resultierenden Fehltherapien.

Patienten werden gar nicht selten über längere Zeiträume mit unpassenden und nebenwirkungsbehafteten Allopathika behandelt. Es bleibt nicht aus, dass dann die Patienten selbst den Mut aufbringen, die ineffizienten und schädlichen Medikamente abzusetzen.

Neben den bereits aufgeführten Heilmitteln ist der Einsatz von Organpräparaten zu empfehlen:

- Nervus trigeminus D 20 oder D 30

ein- bis zweimal wöchentlich trinken oder im Akutfall injizieren.

Bestimmte Viren-Arten besitzen eine Affinität zum dreigeteilten Gesichtsnerv.

Fragen Sie daher in derartigen Fällen den Patienten immer, ob er

a) einmal eine Gürtelrose (Herpes zoster)

oder

b) einmal die Windpocken (Varizellen), in erster Linie nach der Pubertät im Erwachsenenalter, gehabt hat.

Die Elektroakupunktur kann notfalls durch das entsprechende Austesten

a) der viralen Belastung und

b) der geeigneten Potenz

weiterhelfen.

Zu verordnen wäre dann:

- Herpes zoster D 12 oder D 15 Varizellen D 12 oder D 15

zweimal wöchentlich fünf Tropfen oder fünf Globuli.

In seltenen Fällen kann zusätzlich die Herpes-simplex-Nosode benötigt werden.

An dieser Stelle sei noch ein bewährtes Mittel angegeben, das zwar kein Homöopathikum ist, sich aber als naturheilkundliches Mittel bewährt hat.

- Nukleozym comp. 2 Horvi

dreimal täglich fünf bis sechs Tropfen im Mund zergehen lassen.

Es handelt sich um eine Komposition aus so genannten Schlangen-Reintoxinen und Vitaminen, auf die in einem der letzten Kapitel kurz eingegangen werden soll.

Kopfschmerzen

Die Behandlung mit Einzelmitteln war bereits das Hauptthema eines der vorigen Kapitel.

Therapeuten, die Komplexmitteln den Vorzug geben, können aus der Namensgebung vielfach die Kopfschmerzmittel herausfinden, z. B.

- Gelsemium-komplex elha Tropfen
- Gelsemium Komplex Nestmann Tropfen
- Iris similiaplex Pascoe Tropfen
- Spigelia Heel Tropfen/Tabletten
- Gelsemium Homaccord Heel Tropfen
- Sanguinaria Synergon Nr. 85 Kattwiga Tropfen

Ferner:

- Melilotus Synergon Nr. 86 Kattwiga Tropfen
- Calabar-Echtroplex Weber & Weber Tropfen

Sämtliche Mittel können zwei bis dreimal täglich zehn bis 15 Tropfen, im Akutfall stündlich eingenommen werden.

Im Sinne einer symptomatischen Therapie können, um den empfindlichen Magen/Darm nicht allzu sehr zu belasten, Suppositorien angewandt werden.

- Elhadolor elha Suppositorien

Bei kontinuierlichen Kopfschmerzen, die sich als therapieresistent erweisen, ist es unerlässlich, zur Abklärung raumfordernder Prozesse die Möglichkeiten der heutigen modernen Medizin anzuwenden, z. B. Computertomogramm oder Kernspintomogramm.

Migräne

Es scheint so etwas wie einen Migränetyp zu geben, der sich durch folgende Merkmale auszeichnet:

1. Überdurchschnittlicher Ehrgeiz

2. Orientierung an der Leistung

3. Drang zum Perfektionismus

4. Motto: Erfolg ist das wichtigste im Leben

Zudem unterscheiden sich die Geschlechter weitgehend bei der resonanzkettenmäßigen Kausalbetrachtung.

Eine große Zahl von Meridianen verläuft über den Kopf, davon sind es insgesamt drei, die den gesamten Körper von den Füßen bis zum Kopf durchqueren:

a) Magen-Meridian

b) Gallenblasen-Meridian

c) Blasen-Meridian

So spielen bei Frauen überwiegend der Unterleib (Blasen-Nieren-Meridian, endokriner Meridian), Gallenblase, Leber und der Darm als „Auslöser" eine Rolle.

Bei Männern sind es hauptsächlich Magen, Darm, Niere und Prostata (Blasen-Meridian). Es würde den Rahmen eines Homöopathie-Buches bei weitem sprengen, den Verlauf der Meridiane am Kopf als Grafiken zu illustrieren. Ich bitte den interessierten Leser, die Bücher der Elektroakupunktur für diese Zwecke einzusehen.

Die Symptome der Migräne sind wohl weitestgehend bekannt. Plötzlich auftretende, manchmal über einen längeren Zeitraum anhaltende, meist einseitige Kopfschmerzen, die mit Schwindelgefühlen, Brechreiz, Hör- und vor allem Sehstörungen einhergehen bzw einhergehen können, oft extreme Lichtempfindlichkeit, so dass die Patienten im abgedunkelten Raum liegen müssen.

Die Lokalisation der Beschwerden und das Wissen um die energetische Topografie ist bei der Behandlung von großer Bedeutung.

Zur Verdeutlichung seien einige Bereiche des Kopfes mit der adäquaten Therapie für diese Resonanzkette aufgeführt, zu der zumeist noch migränespezifische Mittel hinzukommen.

Eine Abrundung der Behandlung stellt die Unterstützung/ Stabilisierung durch Organpräparate dar.

Herstellerfirmen:

Wala, Weleda, Heel, Kairos Remedia, Phönix, Nestmann, Pascoe etc..

Lokalisation

Schläfe, meist rechts

Resonanzkette

Gallenblase

Heilmittel

Chelidonium komplex Nestmann
Remediaplex 3 Kairos Remedia

Remediaplex 4 Kairos Remedia
Plumbum O 24A Phönix

Lokalisation

Bereich hinter dem Auge

Resonanzkette

Leber

Heilmittel

metahepat Fackler
Remediaplex 3 Kairos Remedia
Remediaplex 4 Kairos Remedia
Carduus marianus Spl Pascoe

Lokalisation

Bereich median vom Auge, vom Nacken hochsteigend

Resonanzkette

Blase (Niere)

Heilmittel

Solidago H Tropfen Nestmann
Remediaplex 1 Kairos Remedia
Remediaplex 2 Kairos Remedia

Die eigentliche schwere Migräne ist zusätzlich noch durch eine gewisse Fehlfunktion der Hirnarterienmuskulatur gekennzeichnet. Die Schmerzen treten bei der Dilatation der Gefäßwände auf.

Allgemeine Migränemittel:

- Hevert-Migräne Tropfen Hevert

dreimal täglich 15 bis 20 Tropfen, im akuten Stadium stündlich.

Zur Verdeutlichung noch einmal die Zusammensetzung, die auf die Eu-Funktion der Gefäßwände abzielt:

Rutin D 1, Aconitum D 3, Iris D 3, Glonoinum D 3, Atropin sulf. D 3, Gelsemium D 3, Secale cornutum D 3.

Das letzte Mittel, Secale cornutum (Mutterkorn), hat eine positive Wirkung auf periphere Durchblutungen.

- Biologische Migräne-Tropfen Magnet-Activ
- Migräne-Echtroplex Weber & Weber Tropfen

dreimal täglich 20 bis 30 Tropfen.

Bei der Angabe der Indikation der Mittel unterscheidet die Firma Truw bereits zwischen rechtsseitig, linksseitig, Hinterkopf und gesamter Kopf.

- Spigelia cps. Truw Tabletten linksseitig
- Robinia cps. Truw Tabletten rechtsseitig
- Glonoinum cps. Truw Tabletten insgesamt
- Agaricus cps. Truw Tabletten Nacken

Im Hinblick auf die Instabilität der Gefäßwandmuskulatur bieten sich noch folgende Organpräparate an:

- Arteria carotis externa D 12 oder D 15 Ampullen Wala
- Arteria carotis interna D 12 oder D 15 Ampullen Wala

zweimal wöchentlich eine Ampulle trinken oder injizieren.

Für eine Differenzierung der ebenfalls in Frage kommenden Arteria cerebri media Wala gegenüber den beiden zuerst genannten Präparaten sind Testmethoden wie die Elektroakupunktur oder das Vegatest-Verfahren empfehlenswert.

Um diesen unerschöpflichen Themenbereich nicht noch weiter auszudehnen, mögen diese Angaben vorerst einmal genügen.

Hinter chronischen Kopfschmerzen/chronischer Migräne stecken, wie weiter oben kurz angedeutet, immer psychische Gründe, falls nicht ein organischer Defekt welcher Art auch immer vorliegt.

Der Volksmund vermag es prägnant-intuitiv in Kurzform zu fassen: Ein pedantischer Mensch zerbricht sich den Kopf über bestimmte Probleme.

Menschen, die zu hektisch einem Ziel nachjagen, haben oft einen Schädel zum Platzen. Besser für diese Hektiker wäre ein kühler Kopf.

Wenn jemand partout mit dem Kopf durch die Wand will, darf er sich nicht wundern, wenn ihm der Schädel brummt.

Verspannungen, Verkrampfungen, Bruxismus

Fixationen auf bestimmte Themenbereiche und Verfolgen von Zielen, die für die Person realitätsfern sind, sowie Angst und Furcht setzen den Menschen unter Spannung.

Die Empfehlung „loszulassen" von allen überfordernden Dingen, ist einfach gesagt, aber oft schwer nachzuvollziehen.

Parallel zu einer Behandlung mit Heilmitteln oder gar allopathischen Medikamenten wären zumindest als Eigenleistung autogenes Training oder Meditationsübungen zu empfehlen.

Ein Hinterfragen dessen, was den Patienten derart in Spannung versetzt, ist ebenfalls zu begrüßen.

Die Verspannungen zeigen sich an der glatten und quergestreiften Muskulatur, d. h. sie erstrecken sich von der Skelettmuskulatur über die glatten Muskeln der Hohlorgane des Bauchraums bis zu den Muskeln der Gefäßwände.

Das Gebiet ist zu umfangreich, um ausführlich darauf einzugehen. Ich möchte mich daher nur auf einige pragmatische Tips beschränken.

Das Mittel bei Krämpfen etc. ist:

- Cuprum met. D 8, D 10 oder D 12

zweimal täglich zehn bis 15 Tr./Globuli.

Bei starker Verkrampfung:

- Cuprum met. D 30

ein- bis zweimal wöchentlich fünf Tropfen/Globuli.

Weiterhin kommen in Frage:

- Magnesium phosphoricum D 10 oder D 12

Magnesium ist dann indiziert, wenn eine erhebliche Stresskomponente hinzukommt.

Bei Unruhe, Zittern und evtl. Schlafproblemen wird man Zink verabreichen.

- Zincum met. D 12

täglich zehn bis 20 Tropfen/Globuli.

Weitere entsprechende Mittel sind im Kapitel über Schlaflosigkeit angegeben.

Zieht man in der Alltagspraxis die Komplexmittel vor, so haben sich bei mir insgesamt vier Mittel bewährt:

- apo-Spast Pekana

zwei- bis dreimal täglich 20 Tropfen.

- Cuprum Komplex Tabletten Nestmann

zwei- bis dreimal täglich ein bis zwei Tabletten

Dieses Mittel enthält homöopathisches Kupfer, Magnesium und Zink.

- Spasmosyx Syxyl

zwei- bis dreimal täglich.

- Spascupreel Heel

zwei- bis dreimal täglich eine Tablette

im akuten Fall: eine Ampulle i. m. oder submukös.

Dieses Thema wurde von mir, obwohl es vordergründig nicht so wichtig erscheint, bewusst mit einigen Hinweisen angegangen, da das Wissen um dieses Gesamtgebiet dem Zahnarzt so manche Tätigkeit erleichtern kann, z. B. die

1. Angst vor dem Zahnarzt (=Stress)

2. Kieferrelationsbestimmungen

3. Abdrucknahmen

So manchmal bessern sich neben dem gewünschten Effekt noch andere Symptome, z. B. im Bauchraum, wobei hier häufig an Colocynthis zu denken ist.

Kiefergelenkbehandlungen

Es ist keine leichte Aufgabe für ein (doppeltes) Gelenk, zwei so ungleiche Brüder wie den festen Oberkiefer und den mobilen Unterkiefer miteinander zu verbinden und dabei noch folgende mögliche Komplikationen zu kompensieren:

1. Fehlerhafte Anlagen (Dysgnathien)

2. Unzulängliche kieferorthopädische Behandlungen

3. Kronen, Brücken und Prothesen mit insuffizienter Okklusion.

Kommen noch energetische Störungen auf den beiden Meridianen, die das Kiefergelenk überqueren, dem Magenmeridian und dem endokrinen Meridian hinzu, bricht das System zusammen.

In meinem Buch „Jenseits der Molaren" (zur Zeit leider vergriffen) habe ich das Kiefergelenk ausführlich aus der biologisch-naturheilkundlichen Perspektive und im Buch „Mars im Spiegel" aus einer mehr symbolhaften Sichtweise beleuchtet, so dass ich mich auf den Therapieansatz beschränken möchte.

Jedwede Kiefergelenkbehandlung erfordert neben einer funktionell-technischen eine mehrfacettierte biologische Begleittherapie.

1. Lymphaktivierung

Dazu verweise ich auf das betreffende Kapitel

2. Verbesserung der nutritiven Versorgung

Der Discus articularis ist wie alle Knorpelgewebe ein so genanntes bradytrophes Gewebe, die Zufuhr von „Baumaterialien" und Wirkstoffen ist stark verzögert.

- metaossylen N Fackler

zwei- bis dreimal täglich zehn Tropfen.

Metaossylen normalisiert die trägen Stoffwechselverhältnisse um das Gelenk herum.

3. Äußerliche Mittel

a) akute Beschwerden

- Kalantol A Phönix

äußerlich am Gelenk einreiben, zur längeren Einwirkung ggf. nachts ein Pflaster darüber.

- Nervensalbe Nestmann

die schmerzhafte Partie mehrmals täglich einreiben.

Ein weiteres Mittel möchte ich dem Suchenden empfehlen, das sich durch seine entzündungshemmende, antiödematöse und vor allem zugleich schmerzlindernde Wirkung sehr für diese Zwecke eignet.

- elha-kahudyn elha Salbe

die schmerzhaften Bereiche mehrmals täglich einreiben.

Es sollte in keiner Praxis fehlen, da man ebenso die schmerzhaften Bereiche nach Zahnextraktionen/Operationen über die Haut lindern kann. Und außerdem: Ihr Personal oder Sie stoßen doch auch einmal irgendwo an?!

b) chronische Zustände

- Kalantol B Phönix

mehrmals täglich einreiben oder als Umschlag/Pflaster über Nacht.

4. Gelenkspezifische Mittel

- Ney Chondrin Tropfen Vitorgan
- Ney Arthros Liposome Vitorgan

zweimal täglich zehn bis 15 Tropfen.

- Arthrophön Phönix

zweimal täglich 15 bis 20 Tropfen.

5. Organpräparate

a) Akute Beschwerden

Hochpotenzen wie

- Articulatio temporo-mandibularis D 30 Wala
- Membrana synovialis D 30 Wala

einmal täglich eine Ampulle trinken oder injizieren.

b) Chronische Zustände

Tiefpotenzen wie:

- Articulatio temporo-mandibularis D 5, D 6 Wala
- Membrana synovialis D 5, D 6 Wala

einmal täglich eine Ampulle trinken oder injizieren.

6. Zusätzliche Homöopathika

Bei akuten Beschwerden haben sich zusätzlich Mittel wie Arnika, Belladonna etc. bewährt.

Im chronisch-degenerativen Fall ist man bestrebt, die darniederliegenden Stoffwechselvorgänge mit durchblutungsfördernden Mitteln wie Aesculus und Secale cornutum zu aktivieren.

7. Korrespondierende Meridiane

Der stressgeplagte Managertyp, dem alles auf den Magen schlägt und die Frau im Klimakterium mit ihrer hormonellen Imbalance bilden das Gros der "Kiefergelenk-Patienten". Somit muss der Therapeut Einzel- oder Komplexmittel für den Magen und die hormonelle Steuerung kennen.

Da es sich um eine Begleittherapie handelt, verzichte ich auf die Angabe der vielfältigen Einzelmittel (Magen: z. B. Nux vomica, Argentum nitricum, Mentha peperita etc. etc.; hormonelle Achse: z.B. Sepia, Ignatia, Pulsatilla, Cimicifuga etc.), sondern möchte dem behandelnden Kollegen einige bewährte Komplexmittel an die Hand geben.

Magenmeridian

- Nux vomica komplex 81 Nestmann Tropfen
- Nux vomica Homaccord Heel Tropfen
- Nux vomica Synergon 51 Kattwiga Tropfen
- Gastricum Heel Tabletten
- Basilicum Plantaplex Steigerwald Tropfen
- Iberogast Steigerwald Tropfen (Phytotherapeutikum)

Endokriner (hormoneller) Meridian

Da es sich meistens um weibliche Patienten handelt, sind die Mittel auf funktionelle Störungen des Genitalbereiches und des Zyklus sowie den perioklimakterischen Zeitraum ausgerichtet.

Wenn die Mittel Organpräparate enthalten, sind diese zum besseren Verständnis extra angegeben.

- Hormeel S Heel Tropfen

zwei- bis dreimal täglich zehn Tropfen.

- Drüsen-Tropfen 2 magnet-activ

zwei- bis dreimal täglich zehn Tropfen.

- Drüsen-Stoffwechsel SP magnet-activ Tabletten

zwei- bis dreimal täglich zwei Tabletten.

- Cefakliman Cefak Tropfen

zwei- bis dreimal täglich 20 Tropfen.

- Glandula compositum Truw 111 Tabletten

Adrenalin D 8, Testes sicc. D 8, Ovaria sicc. D 8, Hypaphysis sicc. D 8, Glandulae parathyreoideae sicc. D 8, Glandulae thyreoideae sicc. D 8

einmal täglich eine Tablette.

- Glandulae-F-Gastreu R 20 Tropfen Dr. Reckeweg

Glandulae suprarenalis D 12, Glandulae thymi D 12, Hypophysis D 12, Ovaria D 12, Pancreas D 12, Thyreoidinum D 12

Einmal täglich zehn bis 15 Tropfen.

Mit Hilfe der Elektroakupunktur können die Bestandteile (Drüsen) einzeln getestet und verordnet werden. Als generelle Hilfe ist zusätzlich an die (weiblichen) Konstitutionsmittel Pulsatilla, Ignatia und Sepia zu denken.

Falls der Hinweis am Beginn des Kapitels überlesen worden sein sollte, möchte ich ihn der Eindringlichkeit halber noch einmal wiederholen: Die gesamte Homöotherapie soll keineswegs die klinische Untersuchung (funktionsanalytische Diagnostik) und die konservative Therapie ersetzen. Zusammen stellen sie ein wertvolles Gespann dar, oft bringt die biologische Heilkunde allein zumindest eine Besserung, in vielen Fällen wird die diagnostisch fundierte und therapeutisch durchdachte Anwendung von Aufbissbehelfen/Schienen unumgänglich sein.

Sollten die weiter oben angegebenen Faktoren wie Stress und Klimakterium in Frage kommen, sind bei weiblichen Patienten gynäkologische Beratungen oder bei männlichen Patienten Stress-Abbau-Seminare zu empfehlen

Gesichtszuckungen, Lähmungen, Paresen

Ohne auf die letzten anatomischen Details eingehen zu wollen, kann man vereinfacht konstatieren; diese Erscheinungen betreffen hauptsächlich zwei Nerven:

a) Nervus facialis

b) Nervus trigeminus

Störungen und Läsionen des Nervus facialis zeigen sich als Zuckungen, Lähmungen und Einschränkung der Motorik, also der mimischen Muskulatur.

Die typische Trigeminus-Insuffizienz stellt sich als umschriebene Taubheit dar, da aus diesem Gebiet die Informationen ausbleiben. Die Zahnärzte kennen es als oft auftretende Folge operativer Eingriffe an tiefliegenden Weisheitszähnen oder im Bereich der unteren Vierer und Fünfer. Die partielle bzw. totale Taubheit zeigt sich an der homolateralen Unterlippe und dem Kinn, ein Gebiet, das vom Nervus alveolaris inferior (dem unteren Teil des Nervus trigeminus) „versorgt" wird, der sich hier als Nervus mentalis zeigt.

Jedweder Therapie müssen zwei Prüfungen vorausgehen:

1. Sind im Kopfgebiet/Kiefergebiet stark toxische Stoffe vorhanden?

2. Übersteigen die Spannungen/Stromstärken eventuell vorhandener intraoraler Batterien die Toleranzgrenze?

Der Patient sollte genau überlegen, ob eine zeitliche Kongruenz zwischen Eintritt des Ereignisses und vorherigen (zahn)ärztlichen Maßnahmen nachvollziehbar ist.

a) Störungen des Nervus facialis

- Zincum met. D 10 oder D 12

zweimal täglich zehn Tropfen.

- Vitamin-B 1-Präparate,
- Thallium Complex 172 Pflüger

zweimal täglich zehn bis 15 Tropfen.

Bei Beteiligung viraler Toxine:

- Remediaplex 100 Kairos Remedia

zweimal täglich zehn bis 15 Tropfen.

Als Regenerationshilfe bietet sich natürlich der Einsatz von Organpräparaten an:

- Nervus facialis D 10, D 12 oder D 15 Wala

zwei- bis dreimal wöchentlich eine Ampulle trinken oder injizieren.

Last not least wären noch die Schlangenenzympräparate der Firma Horvi zu erwägen.

b) Parästhesien und Paresen des Nervus trigeminus

Die meisten Probleme dieser Art sind Folgeerscheinungen operativer Eingriffe:

- Chirurgische Interventionen der Kieferhöhle können Störungen des zweiten Trigeminus-Astes im Gefolge haben.
- Zahlenmäßig eindrucksvoller ist hingegen die bereits erwähnte Parese/Parästhesie de Nervus mentalis nach:

a) kieferchirurgischer Entfernung verlagerter Weisheitszähne

b) kieferchirurgischen Maßnahmen im Bereich der unteren Prämolaren (Verletzung der Austrittsstelle der Nerven)

- Seltener: Irritationen des Nervus alveolaris inferior durch überstopftes und ggf. toxisches Wurzelfüllmaterial im Bereich der Molaren. Diese Zähne müssen schonend extrahiert werden.

Die orthodoxe Schulmedizin empfiehlt ebenfalls das Vitamin B 1, doch damit ist nach meinen Erfahrungen die Liste der Behandlungsangebote normalerweise beendet.

Auch die Homöopathie/Naturheilkunde tut sich - das muss man ehrlich konzedieren - mit diesem Problembereich schwer. Man kann nur nach bestem Wissen und Gewissen die Mittel einsetzen - und ansonsten hoffen, dass die Natur das (zahn)ärztliche Hilfsangebot positiv beantwortet.

- Arnica comp. Truw

zweimal täglich eine Tablette.

In diesem Mittel ist ausschließlich Arnika als Potenzakkord D 8, D 12, D 30, D 200 enthalten.

Verbesserung der Durchblutung:

- Spiraphan Kattwiga

zwei- bis dreimal täglich.

Zur „Motivierung" für die Selbstheilungskräfte:

- Nervus trigeminus D 12 oder D 15 Wala

täglich eine Ampulle trinken oder injizieren.

- Coenzyme comp. Heel

täglich eine Ampulle trinken oder injizieren.

Darüber hinaus kann eine Lymphdrainage nur von Nutzen sein.

Obwohl es thematisch nicht in dieses Buch gehört, sei der Hinweis auf die gerade in solchen hartnäckigen Fällen recht hilfreiche Bioresonanz-Therapie erlaubt:

a) Lokale Therapie mit der Magnet-Sonde.

b) Applikation der Farbe Gelb, ebenfalls mit der Magnetsonde, auf das lädierte Gebiet.

Gelb ist das Farbentherapeutikum für die Nervenregeneration.

Amalgamintoxikation

Um Wiederholungen zu vermeiden, - die Bücher „Jenseits der Molaren“ und „Amalgamitäten“ gehen sehr ausführlich auf Symptome, Problemstellungen und Hintergründe ein - möchte ich in diesem Buch dem Rat suchenden Arzt, Zahnarzt oder Heilpraktiker einige Tipps für die Praxis und Ausleitungsempfehlungen an die Hand geben:

Sämtliche Hinweise beziehen sich auf das Silberamalgam und nicht auf das Kupferamalgam, das früher verwendet wurde und - hoffentlich für immer - auf dem Abfallhaufen der Medizin-Historie gelandet ist. Die Komponenten des Amalgams sind: Quecksilber und ein Silber-Kupfer-Zink-Zinn-Gemisch.

Der toxischste Bestandteil ist zweifelsohne das Quecksilber (siehe auch „Amalgamitäten“).

Die angegebenen Entgiftungs- und Ausleitungsmittel sind idealerweise bis ca. vier Wochen nach der Entfernung der letzten Amalgam-Füllung einzunehmen.

Zum Schutz des Patienten ist während des Entfernens das Anlegen eines Gummi-Schutzes (Cofferdam) über die Zähne wünschenswert.

- Mercurius solubilis D 12

einmal täglich zehn Tropfen oder zehn Globuli.

- Selenium D 12

einmal täglich zehn Tropfen oder zehn Globuli

- Berberis D 10

Der Hinweis für den Patienten, in dieser Zeit - wie überhaupt bei allen homöopathischen Behandlungen/Entgiftungen - viel stilles Wasser (ca. eineinhalb bis zwei Liter) zu trinken, ist außerordentlich wichtig.

Um dem/der in der Praxis stehenden Kollegen/Kollegin das Procedere zu erleichtern, möchte ich folgende vier Mittel - quasi als Standardtherapie - angeben, die sich als testmäßig sinnvoll und praktisch bewährt haben.

- Remediaplex 1 Kairos Remedia

Nierenmittel, enthält u. a. Cuprum und Solidago

- Remediaplex 2 Kairos Remedia

Lymphmittel, enthält u. a. Mercurius solubilis und Berberis

- Remediaplex 4 Kairos Remedia

Lebermittel, enthält u. a. Stannum und Carduus marianus

- Remediaplex 14 Kairos Remedia

Hals- und Rachenmittel, enthält u. a. Selenium und Eucalyptus

Von jedem Mittel zweimal täglich zehn bis 15 Tropfen, zusammen in stillem Wasser einnehmen.

Sollten sich, wie bei allen Homöopathika möglich, Erstverschlimmerungen oder Reaktionen einstellen, ist die Dosis auf zweimal täglich ein bis drei Tropfen zu reduzieren und langsam wieder zu steigern. also eine Art Einschleichtherapie.

Weitere zu empfehlende Mittel sind Solidago H und Hepanest Tropfen der Fa. Nestmann.

Gerade bei umfangreichen Amalgamsanierungen ist es nicht opportun, sofort in die Goldversorgung überzugehen, sondern eine Zwischenphase mit Zement, quasi als Körperregenerationschance, einzuschieben. Idealerweise wird man nach der vierwöchigen Ausleitung mit der Elektroakupunktur noch einmal die Belastung nachtesten. Ungetestet wäre folgende Behandlung für die Restausleitung zu empfehlen:

- Mercurius solubilis D 30

einmal wöchentlich fünf Tropfen oder fünf Globuli für zehn bis 12 Wochen.

Zusätzlich folgende Mittel:

- Remediaplex 1 Kairos Remedia
- Remediaplex 4 Kairos Remedia
- Remediaplex 14 Kairos Remedia

zweimal täglich zehn bis 15 Tropfen.

Es ist bekannt, dass jeder Therapeut auf seine Methode schwört. Diese hat sich bei mir seit längerer Zeit bewährt. Zudem besteht in meiner Praxis die Möglichkeit, mit dem Vegatest die jeweilige Restbelastung quantitativ zu überprüfen. Diese Skala erstreckt sich von 0 - 10 (Null bedeutet keine Belastung, 10 ist das testbare Maximum).

Neben der Homöopathie sind Nahrungsergänzungsmittel zur Ausleitung und Aufnahme der Toxine unerlässlich.

Das im Amalgam enthaltene Quecksilber ist ein Neurotoxin. Um es wieder aus dem Nervengewebe zu entfernen, gibt man Cilantro Tabletten Nestmann. Cilantro ist Korianderkraut (oder auch indische Petersilie genannt) und hat offenbar diese Wirkung. Tagsdosis: zweimal täglich eine Tablette.

Zusätzlich sind Mikroalgen-Präparate als Nahrungsergänzungsmittel von Bedeutung. Sie sollten leicht verdaulich sein. Für diese Zwecke wird seit einiger Zeit das Chlorella-Produkt (Süßwasseralge) Nepro-Rella Nestmann eingesetzt. Das darin Chlorophyll besitzt einen wichtigen Enttoxinisierungseffekt. Tagesdosis: zweimal täglich drei Tabletten.

Intoxikation durch Spargold und Billigmetalle

Dieses Kapitel beleuchtet eine traurige Episode deutscher Gesundheitspolitik und falsch angewandten Sparzwangs. Nach vielen Warnungen aus der naturheilkundlichen Ecke der Zahnmedizin, die gerade von den so genannten Etablierten als Spinnerei und Außenseitertum abgekanzelt wurden, erfuhren viele leidende Menschen erst aus dem Fernsehen und dem Nachrichtenmagazin „Der Spiegel“ (7/93) über dieses brisante Thema.

Titel im „Spiegel“: Da läuft ein Großversuch.

Es ist traurig, dass die Mediziner immer erst dann reagieren, wenn sie quasi mit dem Rücken an der Wand stehen. Eigeninitiave aus Besorgnis um eventuelle Patientenschäden wird klein geschrieben und manchmal als „Nestbeschmutzung“ tituliert.

Es geht dabei in erster Linie um das Goldersatzmaterial Palladium.

In manchen Legierungen sind bis zu 80 Prozent Palladium enthalten !! Der Goldanteil beträgt manchmal nur zwei Prozent.

Hinzufügen muss ich noch: Die anderen, ebenfalls in teilweise unvertretbar hohen Prozentsätzen zugefügten Bestandteile Indium und Gallium sind mindestens ebenso toxisch.

Die Symptome der Patienten wie

- Zungenbrennen,

- Metallgeschmack,

- Schleimhautentzündungen,

- Abgeschlagenheit

- Leistungsunfähigkeit,

- Kopfschmerzen

treten meist in zeitlichem Direktzusammenhang nach dem Eingliedern auf.

Die entstehenden Arztkosten - die Symptome sind außerordentlich schwer einordenbar, und die Patienten erleben oft wahre Praxisrundreisen - sind um ein Vielfaches höher als der erwünschte Spareffekt gegenüber hochwertigen Legierungen.

Manche Symptome erweisen sich als äußerst hartnäckig.

Neben dem Entfernen der Konstruktion muss in jedem Fall eine allgemeine Entgiftung durchgeführt werden.

- Remediaplex 1 Kairos Remedia
- Remediaplex 2 Kairos Remedia
- Remediaplex 4 Kairos Remedia

je zweimal täglich zehn Tropfen.

Bei empfindlichen Patienten ist ähnlich wie bei der Amalgamausleitung zu verfahren.

Nach dem Entfernen ist am besten eine Testung mit der Elektroakupunktur angebracht, um mit potenziertem Palladium, Gallium oder Indium die im Organismus verbliebenen Resttoxine auszuleiten. Dieses Thema wird den zahnärztlichen Berufsstand in der nächsten Zeit noch sehr beschäftigen.

Ein trauriges Beispiel möchte ich aus meiner Praxis anführen: Wegen der Symptomatik, die nach dem Eingliedern von Spargold auftrat, wurde eine Patientin sogar in die Psychiatrie eingeliefert. Über den zeitlich deutlich eruierbaren Zusammenhang mit einer Versorgung mit Kronen und Brücken aus Spargold hat niemand nachgedacht.

An diesem Beispiel zeigt sich wieder einmal die mangelnde interdisziplinäre Ausbildung der Mediziner. Jeder starrt nur auf sein relativ kleines Fachgebiet und sieht nicht über den Zaun zum „möglichen“ Nachbarn.

Kieferorthopädische Behandlung

Um die Betrachtung dieses Themas nicht allzu sehr zu verkomplizieren, setze ich folgende Aspekte als gegeben voraus:

1. Motivation des Patienten/der Eltern

2. Ernährungsmäßige Aufgeschlossenheit, d. h. Vermeidung von raffinierten Kohlenhydraten.

Weiterhin: Eine homöopathische Behandlung in dieser Zeit kann nur eine Begleit- und Zusatztherapie sein, aber nie eine orthodontische Therapie ersetzen. In dieser Zeit sind - vom homöotherapeutischen Denkansatz her - folgende Unterstützungen möglich:

a) Lymphbehandlung (siehe entsprechendes Kapitel)

Ein Lymphstau behindert die Ab- und Umbauprozesse im Knochen. Dies gilt ganz besonders für die blauäugigen Kinder

b) Mineral- und Vitamin-Zufuhr

Als Hilfe im Sinne einer Steuerung wären einzusetzen:

- Calcivitan similiaplex Pascoe

zweimal täglich ein Dragee.

- Aufbaukalk 1 und 2 Weleda

morgens (Nr. 1) und abends (Nr. 2).

- Dalektro N Pekana

zweimal täglich zehn bis 15 Tropfen.

Als Phytotherapeutikum ist angezeigt:

- Acerola Plus Taler Dr. Grandel (Synpharma)

täglich eine halbe Tablette oder zweimal täglich eine viertel Tablette.

Acerola Taler sind nicht aus synthetischer Ascorbinsäure, sondern aus Früchten (Acerola-Kirsche) hergestellt.

Leider werden in der Kieferorthopädie noch immer die abenteuerlichsten Materialien und Metalle eingesetzt. Bei Bändern und Brackets enthalten die Metalle noch immer sehr häufig Nickel. Und das, obwohl sich heute fast bis in den letzten Winkel Deutschlands herumgesprochen hat, dass Nickel ein Allergen ist! Weiterhin kommen fast nur die selbsthärtenden Kunststoffe (Autopolymerisate) zum Einsatz! Viele Erwachsene sind dagegen allergisch. Mich stimmen diese Fakten und vor allem die Sorglosigkeit, mit der mit diesen Stoffen umgegangen wird, nachdenklich.

Sollte der Grundstein für die immer häufiger werdenden Allergien vielleicht schon im Kindesalter gelegt werden?

Das Paradoxe wäre dann: Ein tadelloses Gebiß, aber dafür eine allergische Disposition!

Auch in sich biologisch gebenden Praxen muss darüber einmal nachgedacht werden.

Denn: Kinder ohne „Spangen“ sind heutzutage die Ausnahme. Eigentlich sollte es doch genau umgekehrt sein!

Unverträglichkeiten von Anästhetika oder sonstigen Medikamenten

Sämtliche dem Organismus aus welcher Begründung auch immer einverleibten Mittel müssen von der Leber abgebaut werden.

Um diesen Vorgang zu optimieren, bieten sich besonders zwei Homöopathika an:

- Nux vomica D 10 oder D 12

zweimal täglich zehn bis 15 Tropfen.

Nux vomica ist für den Körper das Hilfsmittel bei Belastung durch Nikotin, Alkohol und Medikamente, auch bei wahllosem Zugriff auf Homöopathika. Nux vomica ist der große Reiniger.

Als Komplexmittel hat sich bewährt:

- Nux vomica komplex Nestmann Tropfen

zwei- bis dreimal täglich 20 Tropfen.

Ein weiteres oder zusätzliches Mittel ist:

- Okoubaka D 10 oder D 12

zwei- bis dreimal täglich 10 bis 20 Tropfen.

Ausleitende Mittel für Nieren und Leber sind in derartigen Fällen immer opportun.

- Remediaplex 1 Kairos Remedia
- Remediaplex 4 Kairos Remedia

Gerade in diesen Problemzonen kann die Testung eine Hilfe darstellen, gleichgültig ob per Muskeltest oder Vegatest.

Zungenbrennen

Die Symptome zeigen sich an der Zungenspitze und an den Seiten.

Es gilt in jedem Fall, die allgemeinärztlichen Fragen abzuklären, z.B. Vitamin-B-Mangel, Diabetes mellitus oder Eisenmangelanämie. Von zahnärztlicher Seite müssen geprüft werden:

1. Scharfe Füllungs- und Kronenränder

2. Speichel-pH-Wert

3. Amalgambelastungen

4. Unedle Gold- und Metall-Legierungen

Zeigt keine der Untersuchungen einen Hinweis auf das für den Patienten lästige Symptom, ist ggf. an folgende Homöotherapeutika zu denken:

- Acidum phosphoricum D 10 oder D 12
- Arsenicum album D 12
- Calcium carbonicum D 10 oder D 12
- Natrium muriaticum D 10 oder D 12

zweimal täglich zehn bis 15 Tropfen.

Lebermittel wären eine ideale Ergänzung.

Zeigen sich bereits deutliche Läsionen an der Zunge selbst:

- Lingua D 10 oder D12 Wala

zwei- bis dreimal wöchentlich.

Es muss allerdings konzediert werden, dass diese Symptome außerordentlich hartnäckig sind. Vielfach ist eine psychische Belastung im Hintergrund abzuklären.

Neben der homöopathischen Therapie ist das Essverhalten von Bedeutung. Ohne eine Einschränkung starker Würzmittel wie Salz, Pfeffer, Paprika oder Curry dürfte sich kaum ein Erfolg einstellen. Ebenso sind sämtliche gepökelten und geräucherten Nahrungsmittel abzusetzen.

Ein Faktor ist bei solchen Phänomenen noch von Bedeutung: Wie steht es mit Geschmacksverstärkern? Auf den Dosen, Tüten und Fertignahrungsmitteln ist Natriumglutamat deklarationspflichtig. Auch diese sind abzusetzen.

Noch immer gibt es viele Restaurants, die zur Geschmacksabrundung ihrer Soßen diese Verstärker einsetzen.

Da dieses Phänomen in den USA „China-Restaurant-Krankheit" genannt (dort setzt oder setzte man Glutamat besonders gern ein) wird, haben viele China-Restaurants draußen ein Schild mit dem Hinweis, dass dieser Geschmacksverstärker nicht verwendet wird

Angst vor dem Zahnarzt

Trotz moderner Methoden, trotz bequemer Lage und trotz der Schmerz lindernden Anästhetika scheint die Angst vor dem Zahnarzt ein (unerfreuliches) Erbgut der Altvorderen zu sein, deren dentale Bekanntschaften meist mit Schmerzen und allerlei Ungemach verknüpft waren.

Angst ist im Grunde ein diffuses Phänomen, das sich häufig der logischen Interpretation, geschweige denn einer logisch-intellektuellen Beeinflussung entzieht.

Wegnehmen bzw. wegmachen kann auch die Homöopathie nichts. Bei einer Bewältigung der Angstproblematik bzw. ihrer Aufarbeitung können homöopathische und phytotherapeutische Mittel aber durchaus hilfreich sein.

- Beruhigungstee Nestmann

- Zincum valerianicum Hevert

vor einem Zahnarztbesuch

- Kairem Remediaplex 5 Tropfen zur Beruhigung

- Nervoregin Pflüger

vorher: stündlich ein Dragee.

Großartige Heilmittel, die in die Tiefe des Menschen hineinwirken, sind die Blütenmittel nach Dr. Bach, z. B.:

- Mimulus (Nr. 20)

bei spezifischer Zahnarztangst.

oder

- Rock Rose (Nr. 26)

falls noch außerordentlich unangenehme Erinnerungen an das Thema Zahnarzt geknüpft sind.

Nachbargebiete des Mundraumes

Nasennebenhöhlen

Oberkiefermolaren und teilweise Prämolaren haben durch ihre anatomische Nähe eine Beziehung zu den Kieferhöhlen.

Prozesse an diesen Zähnen können eine Auswirkung auf die Nebenhöhlenschleimhaut haben. Ebenso kann von avitalen Zähnen eine Art toxische Dauerberieselung auf die Kieferhöhle(n) ausgehen - das Bild der dentogenen Sinusitis (maxillaris) bzw. einer dentogenen Pansinusitis.

Die notwendige Extraktion sollte unter biologischer Begleittherapie stattfinden, worüber bereits ausführlich gesprochen wurde.

Da die Nasennebenhöhlen in der Nähe der Zähne liegen, sollte der Zahnarzt einiges über die Homöopathie der mit einer dünnen Schleimhaut ausgepolsterten, luftgefüllten Kopfhöhlen wissen.

Folgende Einzel-Mittel kommen für eine Sinusitis in Betracht:

- Allium cepa (Küchenzwiebel)

Scharfes Nasensekret mit starkem Tränenfluss, Verschlimmerung durch Wärme, Besserung durch Kälte.

Dosierung: D 3 - D 10, bis zu stündlich fünf bis zehn Tropfen.

- Luffa operculata (Luffaschwamm)

Ständig fließendes Sekret, Stirnkopfschmerz, Besserung an frischer Luft.

Dosierung D 3 - D 10, bis stündlich fünf bis zehn Tropfen.

- Silicea

(Kieselsäure Acidum silicium)

Sinusitis mit Tendenz zur Chronifizierung, Verschlimmerung an frischer Luft.

Dosierung: D 8, D 10, D 12,

zweimal täglich zehn Tropfen.

- Cinnabaris

(Zinnober, rotes Quecksilbersulfid)

Besserung der Symptome durch frische Luft. Verschlechterung durch Wärme (auch Bettwärme), somit auch nachts.

Dosierung: D 10, D 12,

zweimal täglich zehn Tropfen.

- Kalium bichromicam

Eitriges, borkiges Sekret. Besserung durch frische Luft und Wärme, Verschlechterung durch Kälte.

Dosierung: D 8, D 10, D 12

Zweimal täglich zehn Tropfen.

- Hydrastis (Hydrastis conadensis, Kanadische Gelbwurz)

Dicke, weißlich-gelbe zähe Nasensekrete, Besserung durch frische Luft, Verschlimmerung nachts und morgens.

Dosierung: S 6 - D 12,

zwei- bis dreimal täglich zehn Tropfen.

- Euphorbium

Rhinitis und Sinusitis, Katarrh der oberen Luftwege.

Dosierung: D 4 - D 10,

dreimal täglich zehn Tropfen.

- Hepar sulfuris (Kalbschwefelleber)

Stärkere Entzündung mit Tendenz zur Vereiterung. Der Nebenhöhlenbereich schmerzt und ist druckempfindlich. Verschlimmerung an frischer Luft.

Dosierung: D 4 - D 10, dreimal täglich zehn Tropfen.

Diese Mittel stellen die wesentlichen herkömmlichen Einzelmittel dar. Die Komplexmittel vereinigen wiederum diese Einzelmittel bzw. arrangieren sie mit weiteren Einzelmitteln.

- Sinusitis S L Hevert Tabletten
- Luffanest Tabletten Nestmann
- Naso-Heel S Tropfen
- Arum Nasentropfen S 220 Nestmann
- Euphorbium comp. S Heel Tropfen oder als Dosierspray
- Luffa Synergon 70 Kattwiga Tropfen
- Cinnabaris Penterkan DHU Tabletten
- Silicea-Komplex Minodyn Nr. 31 elha Tabletten

Die leichtfertige Gabe von Antibiotika bei Schnupfen oder Nasennebenhöhlenerkrankungen gehört hoffentlich der Vergangenheit an, nur in wirklich hochakuten Fällen sollte von diesen Hilfsmitteln Gebrauch gemacht werden.

Neben den aufgeführten Heilmitteln stellt die lokale Behandlung eine Effektverbesserung dar.

- Nasenöl Weleda
- rhinologes N Loges Tropfen

Die Präparate mit der Pipette oder mit einem Wattestäbchen in die Nase einbringen.

Zur lokalen Reiztherapie, um besonders bei chronischer Sinusitis die Sekrete zu aktivieren:

- Nasenreflexöl mild

mit dem Wattestäbchen und etwas Öl in die Nasengänge hineinführen.

In hartnäckigen Fällen empfiehlt es sich, Organpräparate einzusetzen:

- Membrana labyrinthi ethmoidalis Wala (für die Siebbeinzellen)
- Membrana sinus frontalis Wala (für die Stirnhöhlen)
- Membrana sinus maxillaris Wala (für die Kieferhöhlen)
- Membrana sinus sphenoidalis Wala (für die Keilbeinhöhle)

oder alle zusammen in

- Membrana sinuum paranasalium Wala

Zur Wiederholung:

Niedrige Potenzen (D 5, D 6) bei chronischen Zuständen.

Hohe Potenzen (D 15, D 30) bei akuten Entzündungen.

Dieses Kapitel wäre unvollkommen, wenn wir uns nicht die resonanzkettenmäßige Verknüpfung der einzelnen Nebenhöhlen vor Augen hielten:

Kieferhöhle - Magen, Milz, Pankreas

Siebbeinzellen - Lunge, Dickdarm

Keilbeinhöhle - Leber, Gallenblase

Stirnhöhle - Blase, Niere

In ausgeprägt chronischen Situationen ist der Einsatz der diversen Nosoden der Firma Staufen-Pharma bzw. des Nosoden-Complexes von Pascoe notwendig.

Um nächtliche Reaktionen zu verhüten oder zu vermeiden, empfiehlt sich die Einnahme oder die perkutane Anwendung der Nosoden nur am Morgen, aber nicht zu später Abendstunde.

Gerade bei diesem Kapitel sei eine Bemerkung erlaubt:

Bei Rauchern haben homöopathische Behandlungen der Nebenhöhlen wenig Sinn.

Da der Raucher bzw. die Raucherin (von denen gibt es inzwischen deutlich mehr, vor allem fällt ihnen das Aufhören schwerer als den männlichen Glimmstenglern) durch das ständige Entlangführen des Rauches an den Schleimhäuten die feinen Zilien (Härchen) meist irreversibel geschädigt hat.

Komplikationen gibt es auch häufig bei kieferchirurgischen Eingriffen. Die Wundheilung ist bei der Extraktion von oberen Molaren mit Eröffnung der Kieferhöhle häufig erschwert.

Wie sehr Rauchen Herz und Kreislauf schädigt, zeigt sich daran, dass manche Herzzentren chirurgische Eingriffe am Herzen bei Rauchern entweder ablehnen oder nur zögerlich durchführen.

Leider ist diese Vollkasko-Mentalität der Patienten (Motto: Tut gefälligst alles für mich, damit ich nichts für mich tun muss) weit verbreitet.

Halsbeschwerden

Auf diesen Bereich bin ich bereits bei der Abhandlung über die Lymphe eingegangen. Zusätzlich können noch zwei weitere Präparate verordnet werden:

- Remediaplex 2 Kairos Remedia

(enthält u. a. Mercurius solubilis D 12 und Arum triphyllum D 10)

- Remediaplex 14 Kairos Remedia

(enthält u. a. Selenium D 10 und Eucalyptus D 10)

zwei- bis dreimal täglich zehn bis 20 Tropfen.

Bei akuten Entzündungen mit fiebriger Begleitung sind Aconitum, Belladonna und Ferrum phosphoricum als Einzelmittel oder als Komplexmittel einzusetzen.

Darüber hinaus gibt man zur allgemeinen Abwehrsteigerung:

- Echinacea D 8 oder D 10

zwei- bis dreimal täglich zehn bis 20 Tropfen.

- Echinacea Komplex Nestmann

zweimal täglich zehn bis 15 Tropfen.

Bei starken Entzündungen:

- Pyrogenium Tropfen Hanosan

drei- bis fünfmal täglich zehn Tropfen.

In diesem Präparat sind die bewährten Mittel Echinacea, Lachesis und Pyrogenium enthalten.

Denken Sie daran: Bei rezidivierenden Halsentzündungen ist der Mund auf eine Belastung durch Amalgam zu überprüfen.

Amalgam mit seinem Quecksilber ist ein Reizagens für sämtliche lymphatischen Organe, zu denen der Hals mit seinen Tonsillen gehört.

Sollten sich bei Kindern immer wieder Hals-, Mandel- und Rachenentzündungen einstellen, sollte die Frage nach häufigem Kuhmilchgenuss gestellt wrden. Gerade bei Blauäugigen, die gemäß der Iris-Diagnostik eine lymphatische Schwäche aufweisen, ist Kuhmilch im Sinne eines Nahrungsmittelallergens ein Faktor, der die Lymphwege verstopft und Erkrankungen der Lymphorgane fördert.

Schlafstörungen

Aus der ungeheuer großen Vielfalt von Störungsmöglichkeiten eines gesunden Schlafes möchte ich nur einige herausgreifen, da sie in den meisten Büchern über dieses Thema wohl kaum erwähnt werden. Es geht dabei in erster Linie um das „Ambiente" des Schlafplatzes.

Geräusche, besonders wenn Eisenbahn, Straße oder Flughafen in der Nähe sind, können vom Patienten nur schwerlich verändert werden - es sei denn, er zieht um.

Aber er kann dafür sorgen, dass der Schlafplatz

a) frei ist von unnötigen elektromagnetischen Feldern, wie sie in der Umgebung von Steckdosen, Lampen, Kabeln und Elektrogeräten wie Fernseher und Computer auftreten.

Zur gänzlichen Abschaltung hat sich ein Netzfreischalter bewährt.

b) nicht auf einer so genannten geopathogenen Zone (Volksmund: Wasserader) liegt.

Für diese Abklärung sollte ein erfahrener Rutengänger hinzugezogen werden.

Eine Reihe von Schlafstörungen konnte ich beheben, indem die intraorale Gold-Amalgam-Batterie entfernt wurde.

Wer kann denn schon schlafen, wenn er dauernd unter (Hoch)Spannung steht?

Um die Flut der kreisenden Gedanken einzuschränken und die erwünschte Ruhe einkehren zu lassen, gibt es eine Reihe von Homöotherapeutika.

- Avena sativa D 4 - D 10 (Hafer)

Im alten Sprichwort „Den juckt der Hafer" steckt noch das Wissen, dass Hafer in Reinform den Körper mobilisiert (z. B. das Haferflockenfrühstück). Als Homöopathikum beruhigt es.

- Lupulus (Humulus lupulus)

D 2 - D 10 (Hopfen)

Die Schlaf fördernde Wirkung des Bieres, das Hopfen enthält, ist bekannt. Hopfen ist übrigens ein Verwandter des Haschisch.

- Passiflora incarnata D 2 - D 10 (Passionsblume)

Ein altbekanntes Hausmittel bei Schlaflosigkeit und Nervosität.

- Melissa (officinale) Ø - D 10 (Melisse)

Gebräuchliches Nerven- und Beruhigungsmittel.

- Zincum metallicum D 8 - D 12 (Zink)

Das Mittel bei Nervosität und Unruhe.

- Zincum valerianicum D 6 - d 10 (Zinkvalerianat)

Ähnliche Wirkung wie Zink, durch Valeriana-Komponente (Baldrian) verstärkt.

- Hypericum D 6 - D 10 (Johanniskraut)

falls depressive Stimmungen etc. hinzukommen.

Es empfiehlt sich, die Mittel abends in etwas warmem Wasser zu nehmen (ca. 20 bis 30 Tropfen). Bei Tagesunruhe und Stress können sie auch morgens und mittags genommen werden.

Als Komplexmittel kommen in Frage (um nur einige zu nennen, die sich bei mir in der Praxis bewährt haben):

- Avena Tropfen Infirmarius Rovit Tropfen
- Passiflora Komplex Infirmarius Rovit Tropfen
- Passiflora Penterkan DHU Tropfen

- elha valodyn elha Tropfen
- Avena sativa spezial 130 Nestmann Tropfen
- Nemased Nestmann Tropfen
- Somcupin Pekana Tropfen
- Passiflora comp. Wala Globuli
- Remdiaplex 5 Kairos Remedia Tropfen

Natürlich kann man nicht nur auf die Homöopathie hoffen und bauen, wenn man nicht selbst bestimmte Lebensumstände, die einem gesunden Schlaf entgegenstehen, abbaut oder aus der Welt schafft

Autogenes Training oder Meditationsübungen sind eine vorzügliche Ergänzung der Homöopathie.

Mykosen

Eines der schwierigsten Kapitel der Naturheilkunde, das noch kurz angerissen werden soll, ist die mykotische Belastung (meist Candida albicans).

Pilzbelastungen kann man nicht einfach so „wegmachen", wie manche Patienten glauben. Sondern sie stellen ein hartnäckiges Problem dar.

Auch für den Zahnarzt sind sie von großer Bedeutung, da sie sehr oft durch Einwandern in Extraktionswunden eine Heilung erschweren, wenn nicht gar verhindern. Eine Restostitis oder chronische Kieferostitis ist dann häufig die Folge.

Pilze finden ein geeignetes „Niederlassungsfeld" in den Körperregionen, in und an denen es feucht und warm ist. Also im Darm, in der Genitalregion und an den Füßen.

Am unerkanntesten sind die Darm-Mykosen. Da man den gesamten Verdauungsbereich als Einheit sehen muss, ist die orale Region als Eingangspforte zum Darm meist mit betroffen. Demzufolge ergeben sich auch Konsequenzen für die zahnärztliche Behandlung.

Eine Mykose weist immer auf mindestens vier vorliegende Aspekte hin:

1. Fehlverhalten in der Ernährung. Raffinierte Kohlenhydrate fördern das Pilzwachstum

2. Vorausgegangene Antibiotika-Therapie. Es gibt im Körper eine Art Antagonismus zwischen Bakterien und Pilzen, worauf schon früher Prof. Kellner, Wien, hinwies. Werden die Bakterien durch das Antibiotikum abgetötet, so beginnen sich die Pilze mangels „Feinden" zu vermehren

3. Schwäche der Schleimhäute oder Darmdysbiose

4. Reduzierte Immunlage

Neben einer Ernährungsumstellung und einer eventuellen Darmsymbiose-Lenkung dienen die homöopathischen Mittel der Unterstützung des Körpers in der Auseinandersetzung mit den Pilzorganismen.

Dafür kommen in Frage

- Kairem Remediaplex 50. Es enthält u.a. Allium sativum (Knoblauch) und Nasturtium (Brunnenkresse), beides Mittel, die eine antimykotisch-unterstützende Wirkung haben. Das ebenfalls enthaltende Chlorophyll ist zur Anregung der Lebenskräfte ebenfalls förderlich.

- Bei sämtlichen Behandlungen von Pilzerkrankungen ist immer eine Unterstützung der Leber erforderlich. Als Homöopathika kommen u.a. in Frage: Kairem Remedaplex 4 oder das Phytotherapeutikum Hepanest Tropfen Nestmann

- Weitere Mittel aus der Homöopathie stammen von der Firma A. Lühr-Lehrs: Galivert, Heralvent und Oricant Tropfen

- In schwierigen Fällen ist der Einsatz von Nosoden als Adjuvans angebracht: Monilia albicans von Staufen Pharma oder Albicansan Tr Sanum

Um die Patienten nicht zu enttäuschen, sollte immer der Hinweis auf die Langwierigkeit nicht fehlen.

Ein Vergleich mit morschen Bäumen ist gar nicht so abwegig: Dort findet man nämlich die meisten Pilze.

Patienten in schlechtem Allgemeinzustand

In solchen Fällen ist immer eine Zusammenarbeit mit einem ganzheitlich eingestellten bzw. den Naturheilverfahren gegenüber aufgeschlossenen Allgemeinarzt wichtig.

Es verbietet sich von selbst, solchen Patienten noch die Bürde einer umfangreichen Parodontalbehandlung oder gar aufwendiger Präparationsmaßnahmen aufzulasten.

Die Folgen können eine weitere Verschlechterung des vorher bereits tristen Zustandes sein. Diese beiden letzten Sätze können gar nicht oft wiederholt werden, da ich in meiner Praxis häufig Patienten sehe, bei denen beim Zahnarzt auf die schlechte Verfassung überhaupt keine Rücksicht genommen wird oder wurde und bei denen dann die Folgen auch tatsächlich eintraten.

Es kommt jedoch hin und wieder vor, dass derartige Patienten einer zahnärztlichen Behandlung bedürfen, die stressbehaftet und angstbesetzt ist.

Dann ist es wünschenswert, wenigstens einige Mittel zu kennen, die eine Art revitalisierenden Effekt auf den Patienten haben.

- Ginseng comp. Heel Tropfen

drei- bis fünfmal täglich zehn Tropfen.

- Ferrum phosph. Tropfen Infirmarius Rovit

zwei- bis dreimal täglich zehn Tropfen.

- Mixtura Membranae A. N. Gerner Pulver

morgens und mittags einen gestrichenen Teelöffel in Flüssigkeit einnehmen.

Bei darniederliegendem Immunsystem:

- Coenzyme comp. Heel
- Hepar comp. Heel

täglich je eine Ampulle injizieren oder trinken.

Als Infektprophylaxe hat sich bewährt:

- metavirulent Fackler Tropfen

bei leisestem Anflug von Erkältungen, besonders bei Gefährdeten, mehrmals täglich zehn bis 15 Tropfen.

Bei viralen Belastungen bietet sich zusätzlich zu den Nosoden (z. B. Coxsackie) an:

- Kairem Remediaplex 100 (Virustat) Kairos Remedia

täglich 15 bis 20 Tropfen.

Für diejenigen, die der Tee-Therapie zugeneigt sind:

- Gerner Energeticum-Tee Gerner Pharma

ein- bis zweimal eine Tasse.

Für die Abwehrsteigerung sei noch eine individuelle Mischung angegeben:

- Thea chinensis D 10

Thuja D 10

Rosmarinus D 10

Chlorophyllum D 10

Cerium oxalicum D 10 alle Saufen-Pharma

zu gleichen Teilen mischen lassen, morgens und am frühen Abend: zehn Tropfen.

Schon Anfang der Achtziger Jahre habe ich immer wieder mit dem Vegatest-Verfahren festgestellt, dass Thea chinensis (grüner Tee) bei Patienten mit reduzierter Immunlage gut geeignet ist, in diesem Fall als Homöopathikum. Nur stieß ich damals bei den Kollegen noch auf taube Ohren.

So war ich dann außerordentlich erstaunt, als ich im Herbst 1992 in der naturwissenschaftlichen Beilage der Frankfurter Allgemeinen Zeitung meine intuitiv gefundene Erkenntnis noch einmal naturwissenschaftlich bestätigt fand.

Grüner Tee ist inzwischen allgemein als Alternative zum schwarzen Tee bekannt, und sämtliche Supermärkte führen ihn in ihrem Angebot.

Man sollte den Grüntee aber nicht so spät abends trinken, da er eine anregende Wirkung hat.

Dieses Kapitel ist in seiner Komplexität wohl kaum auf ein paar Buchseiten erschöpfend abzuhandeln, daher mögen meine Angaben nur als Hinweis-Schlaglichter aufgefasst werden.

Kairem Remediaplexe

Einführung

Ein besonderes und ausführliches Kapitel möchte ich den Remediaplexen widmen, da sie für die zahnärztliche und auch für die ärztliche Praxis, die die resonanzkettenmäßigen Beziehungen zwischen Organen und Odontonen in ihr Behandlungskonzept integriert haben, von großer Bedeutung sind.

Die Remediaplexe sind homöopathische Komplexmittel aus jeweils fünf Einzelkomponenten.

Die Zahl fünf ist die Zahl des Menschen: Stellen Sie sich dazu einen Menschen mit ausgestreckten Armen und gespreizten Füßen vor: Kopf, Arme und Füße ergeben die Zahl fünf.

Insgesamt gibt es zwölf Remediaplexe.

Wie sind die Remediaplexe entstanden?

Ausgangspunkt der Werdung war folgende Idee: Alles auf dieser Welt ist Aus-Druck eines unsichtbaren Musters, so wie jeder Ausdruck eines Computers/Druckers die Gedanken eines vorherigen Eingebens durch einen Menschen darstellen.

Auch unser Organismus ist eine Zusammenballung und Durchdringung von Mustern - Ur-Ideen oder Archetypen genannt. Jeder Körperteil, jedes Organ ist eine Fleisch gewordene oder geronnene Idee.

Besonders eindrucksvoll spiegeln sich die kosmischen Ur-Prinzipien im Bereich des Mundes wider, da hier auf kleinstem Raum eine dichte Ansammlung dieser Aus-Drucksmuster sichtbar wird.

So verkörpern die acht verschiedenen Zähne (pro Kieferhälfte) jeweils eine Ur-Idee, ein Ur-Muster im Sinne des so genannten analogen oder vertikalen Denkens.

Zu diesem Ur-Prinzip gehören ein oder mehrere Metalle und verschiedene Pflanzen und Mineralien.

Ist nunmehr eine dieser materialisierten Ideen in Unordnung geraten (d. h. entzündet oder krank), so können die potenzierten, zum gleichen Urprinzip gehörenden Metalle, Pflanzen, Tiere oder Mineralien helfen, das Ungleichgewicht wieder ins Lot zu bringen.

Konkret ausgedrückt bedeutet das: Jeder Zahn ist ein Individuum und braucht als materielle Verkörperung in der Not die ihm zugeordneten dynamisierten (potenzierten, homöopathisierten) Heilmittel.

Die Findung der archetypischen Muster der Einzelodontone sowie deren Heilmittel hat mehrere Jahre gedauert. Wer die Hintergründe detaillierter kennenlernen möchte: „Mars im Spiegel - Mythologisch-bißliche Betrachtungen" enthält die Details (zum Zeitpunkt der Neuauflage dieses Buches leider vergriffen, eine Neuauflage ist geplant).

Im Sinne der Resonanzkette ist jeder Zahn wiederum Glied einer größeren Gesamtheit, so dass die Remediaplexe naturgemäß eine Wirkung auf alle Teile dieser Kette haben.

Wirkungsweise der Remediaplexe

Sämtliche Einzelbestandteile liegen in einer Potenzierung D 10 oder D 12 vor (mit einer Ausnahme: Remediaplex 100, dieses Mittel setzt sich aus fünf Potenzakkorden zusammen).

Mittelpotenzen wie D 10 oder D 12 haben eine bevorzugte Auswirkung auf die Formprägekräfte, d. h., sie wirken nicht direkt auf die unterste Ebene, die Materie oder Form, sondern mehr auf die gestalterischen und prägenden Kräfte der Materie.

Andere Formulierungen dafür sind Bios, Biosphäre, Vitalsphäre oder Bildekräfteschicht. Über diese Schicht haben die Remediaplexe eine Wirksamkeit auf die Form als auch im Sinne einer Rückkopplung auf die höheren Seinsschichten wie Psyche und Mentalebene.

Zusammensetzung und Wirkungsrichtung

Es würde zuviel Raum beanspruchen, über alle Einsatzmöglichkeiten und Kombinationen ein Wort zu verlieren. Mehr ins Detail geht eine kleine Broschüre, die bei der Firma Kairos Remedia (Adresse siehe Anhang) kostenlos angefordert werden kann.

Remediaplex 1

Cuprum met. D 10, Chlorophyllum D 10, Solidago virg. D 10, Clematis recta D 10, Petroselinum crispum D 10.

Ur-Prinzip: Venus (Aphrodite)

Analog-Farbe: Grün (Mitte des Regenbogens)

Adjuvans bei sämtlichen Problemen im Zusammenhang mit den mittleren Frontzähnen des Ober- und Unterkiefers.

Unterstützend bei Nieren und Blasenbeschwerden.

Remediaplex 2

Mercurius solub. Hahnemanni D 12, Berberis vulgaris D 10, Achillea millefolium D 10, Plantago major D 10, Arisaema (Arum) triphyllum D 10.

Adjuvans bei sämtlichen Problemen im Zusammenhang mit den seitlichen Frontzähnen des Ober- und Unterkiefers. Unterstützend bei Hals- und Kehlkopferkrankungen, Heiserkeit, lymphatischer Konstitution, Tonsillitis, Amalgam-Enttoxinisierung.

Ur-Prinzip: Merkur (Hermes)

Analog-Farbe: Gelb

Remediaplex 3

Ferrum met. D 10, Chelidonium majus D 10, Rosmarinus off. D 10, Urtica urens D 10, Raphanus sativus D 10

Adjuvans bei sämtlichen Problemen der Eckzähne des Ober- und Unterkiefers.

Unterstützend bei Dysfunktionen und Dyskinesien der Gallenwege und der Gallenblase. Aktivierung der Gallentätigkeit bei leber- und gallenbedingten Verdauungsstörungen. Positive Auswirkung auf die organisch bedingte Sehschärfe des Auges.

Ur-Prinzip: Mars (Ares)

Analog-Farbe: Rot

Remediaplex 4

Stannum met. D 10, Silybum marianus (Carduus marianus) D 10, Camellia (Thea) chinensis D 10, Veronica virginica (Leptandra) D 10, Bellis perennis D 10

Adjuvans bei sämtlichen Problemen der ersten Prämolaren des Ober- und Unterkiefers.

Unterstützung bei allen Leberleiden und bei mangelnden Entgiftungsfunktionen der Leber.

Ur-Prinzip: Jupiter (Zeus)

Analog-Farbe: Orange

Remediaplex 5

Zincum met. D 10, Calcium phosph. D 10, Avena sativa D 10, Cichorium intybus D 10, Humulus lupulus D 10.

Adjuvans bei sämtlichen Problemen der zweiten Prämolaren des Ober- und Unterkiefers.

Hilfreich bei sämtlichen Verspannungen, Verkrampfungen, Spasmen, innerer Unruhe, Schlaflosigkeit und Übereregbarkeit.

Ur-Prinzip: Uranus (Uranos)

Analog-Farbe: Türkis

Remediaplex 6

Plumbum met. D 12, Acidum silicicum D 10, Equisetum arvense D 10, Hedera helix D 10, Rhododendron D 10

Adjuvans bei sämtlichen Problemen der ersten Molaren des Ober- und Unterkiefers.

Unterstützend bei Haut-, Haar- und Nagelproblemen. Stabilisierend, stützend. Hilfreich bei Erkrankungen der Wirbelsäule, insbesondere der unteren Lendenwirbelsäule.

Ur-Prinzip: Saturn (Kronos)

Analog-Farbe: Dunkelblau

Remediaplex 7

Aluminium oxydatum (Alumina) D 10, Nicotiana Tabacum D 10, Drosera D 10, Lachesis mutus D 12, Mandragora officinarum D 10

Adjuvans bei sämtlichen Problemen der zweiten Molaren des Ober- und Unterkiefers.

Unterstützend bei Fehlsteuerungen des Calcium- und Phosphorstoffwechsels, Darmerkrankungen und Augenschwäche. Hilfreich bei Suchtproblemen, besonders Zigaretten/Alkohol.

Ur-Prinzip: Neptun

Analog-Farbe: Dunkelgrün, flaschengrün

Remediaplex 8

Manganum met. D 12, Nerium oleander D 10, Strontium carb. D 10, Bothrops jararaca D 10, Semecarpus Anacardium D 10

Adjuvans bei sämtlichen Problemen der dritten Molaren (Weisheitszähne) des Ober- und Unterkiefers.

Unterstützend bei Erkrankungen von Herz und Dünndarm.

Ur-Prinzip: Pluto (Hades)

Analog-Farbe: Violett

Remediaplex 10

Aurum met. D 12, Euphrasia off. D 10, Echinacea angustifolia D 10, Helianthus annuus D 10, Olea europea D 10

Adjuvans bei sämtlichen Problemen im Zusammenhang mit den Lippen und der Mundöffnung.

Hilfreich bei Augenerkrankungen (evtl. in Verbindung mit Remediaplex 3 und 7, „zufälligerweise" ergeben 3 + 7 = 10)

Stärkung des Musculus urbicularis oris.

Unterstützend bei viralen Erkrankungen der Lippen wie Herpes simplex. Versuchsweise bei Sonnenbrand.

Ur-Prinzip: Sonne (Sol, Helios)

Analog-Farbe : Golden, gold-gelb

Remediaplex 14

Selenium amorphum D 10, Eucalyptus globulus D 10, Lavendula angustifolia D 10, Phytolacca americana D 10, Capsicum annuum D 10

Adjuvans bei Erkältungen, Husten, Bronchitis, Erkrankungen des Halses, der Speiseröhre und des Magens.

Ur-Prinzip: Mond (Luna, Selene)

Analog-Farbe: Silbern

Remediaplex 50 (Mycostat)

Nasturtium off. D 10, Kreosotum D 10, Allium sativum D 10, Chlorophyllum D 10, Rosmarinus off. D 10

Adjuvans bei sämtlichen Erkrankungen, die mit dem Vorkommen von Pilzen einhergehen (Mycosen). Unterstützend bei der Auseinandersetzung des Körpers mit den Schmarotzern, die zu Entgleisungen/Stoffwechselstörungen an Haut und Schleimhäuten führen können.

Remediaplex 100 (Virustat)

Aurum met. D 10, D 30, D 200;

Euphrasia off. D 10, D 30, D 200;

Echinacea ang. D 10, D 30, D 200;

Helianthus annuus D 10, D 30, D 200;

Olea europea D 10, D 30, D 200

Adjuvans bei sämtlichen Problemen mit dem Immunsystem des Menschen. Unterstützend bei sämtlichen viralen Infekten wie Herpes zoster und Belastungen wie Coxsackie, Eppstein-Barr, Cytomegalie und Grippe-Viren.

Wie leicht ersichtlich, stellt das Remediaplex 100 eine Dynamisierung und Erhöhung des Wirkprinzips des Remediaplex 10 dar und symbolisiert durch seine Potenz-Akkord-Bestandteile das Prinzip Sonne/Sonnen-Licht in höherer und wirksamer Form.

Dosierung

Es hat sich folgende Gabenmenge bewährt:

Zweimal täglich zehn bis 15 Tropfen pro Remediaplex.

Bei empfindlichen Patienten ist es empfehlenswert, sich mit geringen Dosierungen wie zweimal täglich ein bis drei Tropfen "einzuschleichen".

Im Fall von Erstreaktionen oder Erstverschlimmerungen, die gerade bei den festgefahrenen chronischen Erkrankungen so etwas wie ein positives Echo darstellen, ist die Normaldosis ebenfalls auf zweimal täglich ein bis zwei Tropfen zu reduzieren.

Die Kombination der Remediaplexe mit anderen Homöopathika, Organpräparaten, Schüßler-Salzen und spagyrischen Mitteln ist ohne weiteres möglich.

Bei der Verwendung zusammen mit Nosoden ist es ratsam, die für die Nosoden gültigen Einnahmekriterien einzuhalten, damit es nicht zu unerwünschten Reaktionen kommt.

Die psychisch-positive Wirkung der Remediaplexe (siehe Broschüre) harmoniert hervorragend mit den Blütenmitteln nach Dr. Bach.

Die Länge der Einnahme hängt vom Erfolg und der Besserung ab.

Bei den Remediaplexen 50 und 100 ist wegen der Komplexität des Krankheitsgeschehens von vornherein mit einer längeren Einnahmedauer zu rechnen, eine Flasche dürfte kaum genügen.

Kurzfassung

Für den eiligen Leser gebe ich das Wirkungsspektrum der Remediaplexe noch einmal in tabellarischer Übersicht wieder:

Mittel	Zähne	Wirkungsbereich
Remediaplex 1	11, 21, 31, 41	Niere, Blase
Remediaplex 2	12, 22, 32, 42	Lymphe, Entgiftung
Remediaplex 3	13, 23, 33, 43	Gallenblase, Hüfte, Auge
Remediaplex 4	14, 24, 34, 44	Leber
Remediaplex 5	15, 25, 35, 45	Nervensystem
Remediaplex 6	16, 26, 36, 46	Wirbelsäule, Knochen, Stabilität, Abgrenzung
Remediaplex 7	17, 27, 37, 47	Calcium- und Phosphorhaushalt, Sichtweise
Remediaplex 8	18, 28, 38, 48	Herz, Dünndarm
Remediaplex 10		Lippen, Mundöffnung/Auge
Remediaplex 14		Hals, Magen, Oesophagus
Remediaplex 50		Mykosen
Remediaplex 100		Viren, Immunsystem

Kombinationsmöglichkeiten

Allgemeine Entgiftung	Remediaplex 1 und 4
Amalgam-Ausleitung	Remediaplex 1, 2, 4 und 14 (s. auch Amalgamintoxikationen)

Augenerkrankungen	Remediaplex 3, 7 und 10
Erkrankungen der Wirbelsäule (LWS)	Remediaplex 1 und 6 (Harmonie und Stabilität)
Paradontoseerkrankungen	Remediaplex 3 und 6
Zupacken, Biss (Funktion) und Halt	Remediaplex 3, 4 und 6
Mykosen	Remediaplex 50 und 4, (evtl. 1), bei Mykosen muss immer die Leberfunktion unterstützt werden

Diese Kombinationen mögen nur als Anregung dienen.

Einsatz in der Zahnarztpraxis

Die Remediaplexe dienen als Adjuvans bei zahnärztlichen Maßnahmen, d. h., sie sollten unterstützend-prophylaktisch eingesetzt werden bei:

1. Präparationsmaßnahmen
2. Kieferchirurgischen Eingriffen
3. Enttoxinisierungsmaßnahmen
4. Kieferorthopädischen Ausrichtungen von Einzelzähnen
5. Unumgänglichen Wurzelbehandlungen

Und natürlich als Hilfe bei Beschwerden.

Dazu zwei Beispiele:

1. Bei einem Patienten, der unter Nierenfunktionsstörungen leidet (probater physiognomischer Hinweis: starke Tränensäcke), muss an einem Frontzahn (21) eine Krone präpariert werden.

Unterstützend unbedingt wie folgt verfahren:

- Remediaplex 1 (Nieren-Blasen-Meridian)

und ggfs.

- Remediaplex 4

Zur besseren Entgiftung der Anästhetika.

ab drei Tage vor der Sitzung zweimal täglich zehn Tropfen bis ca. 14 Tage danach.

Sollten trotzdem leichte Schmerzen am Zahn auftreten, zusätzlich ein spezifisch-homöopathisches Komplexmittel wie

- Pulpa dentis D 15 Wala oder
- Pulpa dentis suis Injeel Heel

täglich injizieren.

Diese Maßnahmen gelten für alle Zähne adäquat mit dem in Frage kommenden Remediaplex.

- Dentin-Gastreu R 35 Dr. Reckeweg

und

- Kalantol A Phönix

(siehe unter Zahnschmerz)

2. Bei einem operativen Eingriff im Weisheitszahngebiet wird man neben den empfohlenen Mitteln (siehe Kapitel Begleittherapie bei kieferchirurgischen Eingriffen) noch Remediaplex 8 einsetzen.

Drei Tage vor dem Eingriff:

Zweimal täglich zehn Tropfen bis ca. 14 Tage nach dem Eingriff.

Schüßler-Salze (Bio-Chemie)

Dr. Schüßler (1821 - 1898), ein im Oldenburgischen tätiger Arzt, war in den ersten Jahren seiner Tätigkeit ein Anhänger der Lehre Samuel Hahnemanns. Unter dem Eindruck der Fortschritte der Chemie und der Erkenntnisse der Virchow`schen Zellularpathologie gelangte er zu der Erkenntnis, dass der Bau und die Lebensfähigkeit der Organe weitgehend durch die notwendigen Mengen anorganischer Bestandteile geprägt seien.

Bei Veraschungsprozessen organischer Substanz fand er mit seinen damaligen Mitteln und Erkenntnissen eine Rehe von Grundsubstanzen.

Führt man diese Grundsubstanzen dem Menschen, falls sie ihm fehlen, in potenzierter Form zu, so gibt das einen Anreiz zur Selbstorganisierung.

Dieses Verfahren nannte er Biochemie.

Die von ihm konzipierten zwölf Schüßler-Salze, wie wir sie heute nennen, wurden als Tabletten hergestellt. Neun Mittel waren als D 6 verfügbar, drei als D 12.

Heute werden die Salze von verschiedenen Firmen teilweise als D 3, als D 6 oder D 12 hergestellt bzw. als Potenzakkord, der aber drei Potenzen enthält.

Werfen wir zuerst einen Blick auf die einzelnen Mittel:

1. Calcium fluoratum

2. Calcium phosphoricum

3. Ferrum phosphoricum

4. Kalium chloratum

5. Kalium phosphoricum

6. Kalium sulfuricum
7. Magnesium phosphoricum
8. Natrium chloratum
9. Natrium phosphoricum
10. Natrium sulfuricum
11. Silicea
12. Calcium sulfuricum

Wer sich intensiver mit dieser Heilmethode befassen möchte, dem empfehle ich die Broschüre der Firma DHU zu diesem Thema. Die Firma Pflüger hat zu den Schüßler-Salzen (und den zwölf Ergänzungsmitteln) einen Testsatz und eine ansprechende Informationstafel hergestellt. Ein weiterer Produzent von Schüßler-Salzen ist die Firma ISO.

Für den Zahnarzt sind einige Mittel von Interesse:

Calcium floratum: Kariesprophylaxe und Gefäßwandschwäche

Calcium phosphoricum zusammen mit Silicea: Parodontalerkrankungen

Die Kombination **Kalium phosphoricum und Magnesium phosphoricum** eignet sich besonders bei herzerkrankten, stressanfälligen Patienten.

Vor der Behandlung: Je zwei Tabletten.

Ferrum phosphoricum hat sich besonders bewährt bei:

- Eisenmangel,
- müden, abgeschlagenen Patienten,

- Jungen Mädchen mit hohem Blutverlust während der Menses

- Kindern, die mit blauen Augenrändern aus der Schule kommen oder vom Herumtoben erschöpft den „Heimathafen" anlaufen.

Magnesium phosphoricum: Sollte man an stressigen Tagen für sich und seine Mitarbeiter parat haben.

Darüber hinaus existieren noch zwölf biochemische Ergänzungsmittel, die nach dem Tode von Schüßler von anderen Ärzten vorgeschlagen wurden. Davon wären erwähnenswert:

Manganum sulfuricum: im Wechsel mit Ferrum phosph. bei Blutarmut

Zincum chloratum

Calcium carbonicum

Natrium bicarbonicum: Stoffwechselaktivator durch Ausscheidung harnpflichtiger Substanzen.

In der bereits erwähnten Broschüre von DHU und der Tafel von Pflüger sind zu den zwölf Ergänzungsmitteln weiter Details nachzulesen.

Spagyrische Heilmittel

Die Spagyrik ist eine Methode, die im Grunde bereits vor der Homöopathie existierte und die auf Theophrastus von Hohenheim, genannt Paracelsus (1493 - 1551), zurückgeht. Sie ist eng verwandt mit der Geschichte der Alchemie.

Der Herstellung der Spagyrika liegt die Idee zu Grunde, aus den Heilsubstanzen die darin verborgenen geistigen Kräfte in möglichst gereinigter, konzentrierter und veredelter Form ohne den „Ballast" der Materie zu extrahieren.

Das Procedere ist dabei wie folgt:

Frische, wild gewachsene oder heute auch biologisch aufgezogene Arzneipflanzen werden während der Blütezeit gesammelt und von der Erde sowie faulen Blättern gereinigt. Die ganze Pflanze wird dann in kleinere Teile geschnitten und zerquetscht. Unter Zusatz besonderer Hefearten werden dann die Pflanzen einer Gärung unterzogen.

Nach der Gärung, die für jede Pflanzenart getrennt verläuft, wird die Masse in einem speziellen Verfahren destilliert. Der Rückstand im Destillationskessel wird getrocknet und verascht. Die Asche wird, so weit es geht, im Destillat gelöst und filtriert. Durch diese Art der Herstellung gelangen die mineralischen Bestandteile der Pflanze in die spagyrische Essenz.

In Deutschland ist es ganz besonders die Firma Soluna, die sich dem „Geist der Heilpflanze" verschrieben hat. Verschiedene Einzelspagyrika sind zu spagyrischen Komplexmitteln komponiert, deren Namen meistens auf die Wirkungsrichtung hinweisen (Ein Testsatz für die Elektroakupunktur ist lieferbar).

In der zahnärztlichen Praxis haben sich einige Mittel gut bewährt. Sie sind nach meinen Erfahrungen auch gut mit den Remediaplexen kombinierbar.

Aquavit (Nr. 2)

Sanguisol (Nr. 17)
Beide Mittel sind geeignet bei Schwäche und Rekonvaleszenz.

Epidemik (Nr. 7)
Immunsystem

Lymphatik (Nr. 9)
Lymphsystem

Hepatik (Nr. 8)
Entgiftung, Unterstützung der Leber

Renalin (Nr. 26)
Entgiftung, Unterstützung der Nieren

Azinat-Öl I (Nr. 28)
Bei Kopfschmerzen und Trigeminus-Neuralgien

Folgende Kombinationen mit den Remediaplexen scheinen eine gegenseitige Wirkungsoptimierung zu entfalten:

- Remediaplex 1 und Renalin

- Remediaplex 2 und Lymphatik

- Remediaplex 4 und Hepatik

- Remediaplex 10 und Ophtalmik

- Remediaplex 100 und Aquavit/Epidemik

Aus Platzgründen bin ich mehr auf die praktische Anwendung der Spagyrika eingegangen. Die geistig-esoterischen Hintergründe, die das Geheimnis dieser Heilmittelherstellung ausmachen, kann der interessierte Leser in der entsprechenden Literatur nachlesen. Es lohnt sich ferner, bei der Firma Soluna einmal die Literatur anzufordern.

Eine weitere Firma, die homöopathisch-spagyrische Heilmittel herstellt, ist die Firma Pekana.

Blütenmittel nach Dr. Bach

Dr. Bach, ein englischer Arzt, war erst einmal von den Ideen Samuel Hahnemanns fasziniert.

Später ging er seinen eigenen Weg, geleitet von der Vorstellung, dass die Blüten als die höchste Entwicklungsstufe pflanzlichen Lebens eine Beziehung zu den höchsten Seins-Schichten im Menschen, der Psyche und dem Geist, haben müssen.

In frischem Quellwasser wurden die frisch gepflückten Blüten der Sonne ausgesetzt, die auf ihre Weise eine Art Extrakt aus der Blüte herausholt, der mit Weinbrand konserviert wird.

Es entstanden insgesamt 38 Mittel, die Dr. Bach in sieben Untergruppen teilte:

1. Für Menschen, die Angst haben

2. Für Menschen, die an Unsicherheit leiden

3. Für Menschen, die ein ungenügendes Interesse an Gegenwartssituationen haben

4. Für Menschen, die einsam sind

5. Für Menschen, die gegenüber Einflüssen und Ideen überempfindlich sind

6. Für Menschen, die an Mutlosigkeit und Verzweiflung leiden

7. Für Menschen, die um das Wohl anderer allzu besorgt sind

Für die Zahnarztpraxis eignen sich die beiden Angstmittel (von insgesamt fünf) Nr. 20 (Mimulus) und Nr. 26 (Rock Rose).

Ein Mittel sollte in keiner Praxis fehlen:

- Rescue Remedy (Notfalltropfen), eine Mischung aus fünf verschiedenen Einzelmitteln.

Bei Schreck, nach Aufregung, vor Stress-Situationen drei bis fünf Tropfen auf die Zunge oder die Schläfen damit einreiben.

Noch ein Tipp für Therapeuten, die mit der EAP oder dem Vegatest testen: Man kann sich für die Ermittlung der geeigneten Blüte selbst Testsätze herstellen.

Und zwar einmal einen Übersichtstestsatz, in dem sämtliche Mittel aus einer Zuordnungsgruppe enthalten sind.

Man nimmt ein leeres Teströhrchen und füllt je fünf Tropfen eines Mittels hinein, dazu ca 10 Tropfen stilles Wasser und ca. zehn Tropfen 30%igen Aethylalkohol. Mit diesen Sammel-Testampullen kann man erst einmal prüfen, zu welcher der sieben Gruppen der Patient gehört. Von den insgesamt 38 Mitteln stellt man auf die gleiche Weise je eine Einzel-Testampulle her. Das hat den ungeheuren Vorteil, daß man nicht sämtliche 38 Mittel durchtesten muss, sondern nur diejenigen, die per Vorselektion für den Patienten in Frage kommen

Es gibt heute in jeder Buchhandlung eine Vielzahl von Büchern zu diesem Thema, so dass jeder Interessierte genügend Informationen findet.

Heilmittel aus Schlangengiften

Neben den homöopathischen Mitteln wie Lachesis, Vipera berus, Naja tripudians etc. gibt es die Heilmittel aus Schlangengiften der Firma Horvi.

Sie werden Reintoxine genannt, da sie im Unterschied zum Rohtoxin (dem eigentlichen Gift) von Eiweißträgern befreit, ungiftig und nun im Wasser löslich sind.

Diese Reintoxine sind in vielen Einzel- und Kombinationsmitteln erhältlich und besitzen eine großes Therapiespektrum.

Obwohl es keine Homöopathika sind, gehe ich darauf ein, da die Schlangen in alten Mythologien Unheilswesen, aber auch Heilsbringer sind.

Im Buch der Bücher unserer christlichen Religion, der Bibel, finden wir im vierten Buch Moses, Kapitel 21, erstmals das Heils-Prinzip der Homöopathie in Gestalt einer Schlange.

Beim Zug durch die Wüste murrten die Kinder Israels wieder einmal.

„Da sandte der HERR feurige Schlangen unter das Volk, die bissen das Volk, so ein großer Teil des Volkes in Israel starb.

Da kamen sie zu Moses und sprachen: ‚Wir haben gesündigt, daß wir wider den HERRN und wider dich geredet haben. Bitte den HERRN, daß er die Schlangen von uns nehme.'

Da sprach der HERR zu Moses: ‚Mache dir eine eherne Schlange und richte sie zum Zeichen auf. Wer gebissen wird und sieht sie an, der soll leben.

Da machte Moses eine eherne Schlange und richtete sie auf zum Zeichen. Und wenn jemanden eine Schlange biß, so sah er die eherne Schlange an und blieb leben."

Die Firma Horvi hat ein interessantes Rezeptierbuch herausgebracht, in dem die einzelnen Erkrankungen / Symptome aufgelistet sind, mit der jeweiligen Indikation für die Horvi-Präparate.

Für die Zahnarztpraxis haben sich u.a. folgende Mittel außerordentlich gut bewährt:

Horvi C 33 Tropfen und Ampullen als Unterstützung des Immunsystems, besonders auch bei schwierigeren Eingriffen im Zahn-Mund-Kieferbereich

Horvi C 300 Tropfen und Ampullen, ähnliche Indikation wie C 33, ferner bei Zungenbrennen

Horvi-Nukleozym comp. 2 Tropfen bei Trigeminus-Neuralgie

Horvitrigon Tropfen bei Zahnfleischentzündungen

Nebenwirkungen und Einschränkungen

Es ist ein großer Irrtum zu glauben, die Einnahme der Homöopathika sei grundsätzlich nicht zu spüren.

Reaktionen, besonders bei den allgemein schwer therapierbaren chronischen Leiden sind möglich, quasi ein begrüßenswerter Fingerzeig des Körpers, dass er für feine Signale noch empfänglich ist.

Die naturheilkundlichen Ärzte sind über eine derartige Antwort meist erfreut, denn es ist leichter, ein akutes Geschehen (als das könnte man die so genannte Erstverschlimmerung bewerten) in den Griff zu bekommen als ein Leiden mit lang andauernder Vorgeschichte.

Wie soll sich der Patient verhalten?

Die empfohlene Dosis sollte auf ein bis zwei Tropfen oder Globuli reduziert werden, falls auch danach noch Reaktionen bei der Einnahme auftreten, setzt man das oder die Mittel ganz ab, um erst nach einer Karenzzeit die Einnahme erneut zu versuchen.

Ratsam ist es immer, die Mittel in viel Wasser einzunehmen.

Soweit zu den möglichen Reaktionen.

Ein anderes Thema ist es wert, in diesem Buch abschließend erwähnt zu werden.

In den Köpfen vieler Patienten geistert noch immer eine irrige Vorstellung herum, besonders wenn eine lange, meist wenig hilfreiche Therapie mit nebenwirkungsbehafteten allopathischen Mitteln vorangegangen ist.

War man während dieser Phase bereit, den behandelnden Ärzten einiges nachzusehen, auch die vielfältigen Versuche, in denen immer wieder noch etwas anderes ausprobiert wurde, so wendet sich das Blatt meist abrupt, sobald so mancher Patient aus der Einheitsglocke der Kassenmedizin flüchtet und sich in die Hände der Naturheilkunde begibt.

Jetzt ist nicht mehr der Krankenschein als Verantwortungsabschiebebillet das Bindeglied zwischen Arzt und Patient, sondern es geht an die eigene Brieftasche und vor allem an die eigene Verantwortung, da Krankenkassen und auch viele Privatversicherer dank der Empfehlungen ihrer orthodoxen Berater die Zuschüsse verweigern.

Die Toleranz, die man als Patient früher ausübte, findet sehr schnell ihre Grenzen, wenn sich nicht möglichst bald etwas tut oder ändert.

Damit sind wir bei einem anderen heiklen, wenn nicht sogar unsympathischen Aspekt der Heilkunde gelandet.

Krankheit, in welcher Form und zu welchem Zeitpunkt auch immer, hat stets etwas mit dem Menschen selbst zu tun, den sie befällt.

Krankheit besitzt eine Art Aufforderungscharakter, wach zu werden, hinzuschauen, aufzuhorchen, Altes in Frage zu stellen, Neues in Angriff zu nehmen.

Es gilt, alte Geleise zu verlassen und neue Pfade zu betreten.

Alte, lieb gewordene Gewohnheiten gehören ins private Museum, in die abgelegten Seiten des persönlichen Tagebuches und stehen nicht mehr auf der aktuellen Tagesordnung.

Diese Anforderung der Krankheit, oder nennen wir es gleich Schicksal, kollidiert mit dem Beharrungsvermögen des Einzelnen.

Homöopathika, insbesondere Konstitutionsmittel und Hochpotenzen, sind keine Bonbons oder Drinks, die man so beim Fernsehen, der Lektüre von Massenblättern, auf der Autofahrt oder beim Heimwerken verkonsumiert, um dann in aller Blauäugigkeit und Passivität die oder das Wunder zu erwarten.

Dazu gehört der persönliche Mut, gegebenenfalls schädliche, nicht absolut lebenswichtige Allopathika, die die Wirkung der Homöopathika beeinträchtigen, zu reduzieren oder generell abzusetzen. Wer Angst vor Experimenten, so möchte ich es einmal großzügig umschreiben, hat, wer fast blindgläubig und meinungslos unsinnigen allopathischen Forderungen folgt, sollte ohnehin die Finger von der Homöopathie oder der Naturheilkunde lassen.

Menschen mit rheumatischen, gichtigen und arthritischen Beschwerden müssen ihre Ernährung grundlegend revidieren. Die großen Fleisch- und Wurstportionen sowie Kuchen und Süßigkeiten in allen Lebenslagen sind keine Basis für die Besserung der stets lautstark und wehleidig beklagten Symptome und Lebenseinschränkungen.

Des weiteren stellt das Rauchen ein fatales Hemmnis dar, denn der Mensch ist für die Aufnahme von Sauerstoff konzipiert und nicht für die Inhalation von blauem Dunst.

Bei mykotischen Erkrankungen müssen die raffinierten Kohlenhydrate wie Zucker und Süßigkeiten vom Speisezettel verbannt werden.

Nach meinen Erfahrungen ist die Wirkung der Homöopathika gerade bei Rauchern stark eingeschränkt.

Die Liste ließe sich beliebig fortsetzen.

Sämtliche Eigeninitiativen und auch die Einschränkungen / Änderungen gewohnter Lebenswege sind Opfer, in der Tat.

Es sind Opfer, die sich von den materiellen Gaben zur Versöhnung der Götter der menschlichen Frühkulturen oder des alttestamentarischen Gottes der Juden erheblich unterscheiden.

Aber ohne Opfer und Einsicht kann auch die Homöopathie keine Heilung erbringen, geschweige denn erzwingen.

Gedanken zum Abschluss

Dieses Buch ist wie alle Bücher dieser Welt unvollständig.

Die Summe des Abgehandelten verhält sich zur Summe des Fehlenden wie ein Sandkorn zum höchsten Berg der Erde.

Das stimmt auf der einen Seite traurig. Zum anderen enthält es für mich sowie für Sie, verehrte Leserin, verehrter Leser, die ungeheure Chance und Aufgabe (Aufgabe kommt von „sich aufgeben“) sich auf die Suche nach den fehlenden Teilen dieser bescheidenen Schrift zu begeben.

Das Leben und die Welt enthalten so unendlich viele kleine Wunder, die sich dem suchenden Menschen offenbaren, wenn er den Mut hat, zu beginnen oder anzufangen.

Denn wie lautet doch das Sprichwort:

Höre nie auf anzufangen.

Informationen im Internet

Auf der Seite www.bio-net.de wird im Rahmen diverser Informationen zur Biologischen Medizin auch auf die Einzelmittel-Homöopathie eingegangen, die dankenswerterweise von Frau Marion Hoffmann mit viel Einsatz und Umsicht betreut und monatlich aktualisiert wird. Daneben sind natürlich auch monatlich wechselnde Informationen zur Komplexmittelhomöopathie vorhanden.

Ebenso intensiv betreut und aktualisiert Herr Conrad Kasten die Sparte Phytotherapie, denn sie erscheint für das Verständnis der Homöopathie im Sinne der von Paracelsus geprägten Signaturenlehre sehr wichtig. Schon aus der Form, dem Wachstumsort und der Gestalt der Pflanze kann der Kundige Informationen herausdestillieren.

Adressenverzeichnis und Arzneimittelfirmen

Cefak Arzneimittel
Postfach 1360, 87403 Kempten

Cesra-Arzneimittelfabrik
Braunmattstr. 20, 76532 Baden-Baden

DHU Deutsche Homöopathische Union
Postfach 410280, 76202 Karlsruhe

Dreluso-Pharmazeutika
Postfach 140, 31840 Hessisch-Oldendorf

elha Fabrik biol.-pharm. Präparate
Karl Hubener KG, Im Diezen 15, 61440 Oberursel

Fides, Vertrieb pharmazeutischer Präparate GmbH
Bahnackerstr. 16 a, 76532 Baden-Baden

Gerner Pharma Vertriebs GmbH
Dreihornmühlgasse 36, 67549 Worms

Hanosan GmbH
Postfach 20, 30801 Garbsen

Heel Biologische Heilmittel
Ruhrstr. 14, 76532 Baden-Baden

Hevert-Arzneimittel
Postfach 61, 55566 Sobernheim

HORVI-Chemie
91162 Georgensgmünd

Infirmarius Rovit
Eislinger Str. 66, 73084 Salach

ISO-Werke
Postfach 74, 93001 Regensburg

Kairos-Remedia
Westliche Brühlstr. 4, 76689 Karlsdorf

Kattwiga GmbH
Zur Grenze 30, 48529 Nordhorn

Dr. Loges + Co GmbH
21423 Winsen (Luhe)

Lühr-Lehrs Arzneimittel
53902 Bad Münstereifel

Madaus AG
Postfach 910555, 51075 Köln

magnet-activ GmbH
Postfach 1380, 69168 Wiesloch

Nestmann Arzneimittel
96199 Zapfendorf/Bamberg

Pascoe Pharmazeutische Präparate GmbH,
Schiffenberger Weg 55, 35294 Giessen

Pekana Naturheilmittel GmbH
88353 Kisslegg/Allgäu

Pflüger Homöopathisches Laboratorium,
Bielefelder Str. 17, 33378 Rheda-Wiedenbrück

PGM Pharmazeutische Gesellschaft München,
Fürstenstr. 6, 80333 München

Phönix Laboratorium
Benzstr. 10, 71449 Bondorf

Dr. Reckeweg & Co.
Berliner Ring 32, 64625 Bensheim

Sanum-Kehlbeck
Hasseler Steinweg 9 - 12, 27316 Hoya

Soluna
Laboratorium, 86660 Tapfheim

Staufen-Pharma
Bahnhofstr. 35, 73033 Göppingen

Steigerwald Arzneimittelwerk
Havelstr. 5, 64295 Darmstadt

Syxyl, Fabrik Biologischer Heilmittel
Petereil GmbH & Co, Flamweg 132/134, 25335 Elmshorn

TRUW-Arzneimittel GmbH
Postfach 1360, 47713 Krefeld

Wala Heilmittel GmbH
73087 Eckwälden/Bad Boll

Weleda Heilmittelbetriebe GmbH
73525 Schwäbisch-Gmünd

Weber & Weber GmbH
Herrschinger Str. 33, 82266 Inning Ammersee

Zusatz:

Eine kleine homöopathische Haus- und Reiseapotheke liefert:

Volme Apotheke
Bahnhofstr. 3, 58579 Schalksmühle
Tel.: 02355-6370, Fax: 02355-3070

Literaturverzeichnis

Bach, E.: **Blumen, die durch die Seele heilen,** Hugendubel, Münschen 1999

Blome, G.: **Mit Blumen heilen,** Bauer-Verlag, Freiburg 1985

Dethlefsen, Th., Dahlke, R.: **Krankheit als Weg,** Bertelsmann-Verlag, München 1983

Döbereiner, W.: **Astrologisch-homöopathische Erfahrungsbilder, Band 1 und 2,** Heinrich Hugendubel Verlag, München 1988

Dorcsi, M.: **Homöopathie heute,** Rororo, 1992

Dorcsi, M.: **Homöopathie Band 1 - 6,** Hüthig Medizin, 1991, 1992, 1998

Enders, N.: **Homöopathischer Hausschatz,** Haug-Verlag, Heidelberg 1989

Gaisbauer, M.: **Homöotherapie neurologischer Erkrankungen,** Verlagsbuchhandlung J. Sonntag, Regensburg 1984

Gawlik, W.: **Homöopathie und konventionelle Therapie**

Horvi-Mitteilungen: **Horvi-Chemie,** Georgensgmünd

Köhler, G.: **Lehrbuch der Homöopathie,** Hippokrates-Verlag, Stuttgart 1982

Reckeweg, H.-H.: **Homoepathia Antihomotoxica,** Aurelia-Verlag, Baden-Baden, 6. Aufl. 1999

Schleimer, J.: **Salze des Lebens,** Verlagsbuchhandlung J. Sonntag, Regensburg 1984

Scholten, Jan: **Homöopathie und Minerale,** Stichting Alonissos, Niederlande, 1996

Schramm, H.-J. u. a.: **Homöopathie in der Diskussion,** Verlag Grundlagen und Praxis, Leer 1979

Ullmann, Dana: **Homöopathie - Die sanfte Heilkunst,** Knaur TB, Reihe Alternativ Heilen, 1992

Volkmer, D.: **Mars im Spiegel (zur Zeit vergriffen),** Energetik-Verlag, Bruchsal 1991

Volkmer, D.: **Amalgamitäten - Reflexionen über ein dunkles Material,** Energetik-Verlag, Sulzbach 1991

Volkmer, D.: **Jenseits der Molaren (zur Zeit vergriffen),** Energetik-Verlag, Bruchsal 1988

Volkmer, D.: **Eigener Herd - Goldes wert?,** Energetik-Verlag, Sulzbach 1993

Volkmer, D.: **Wege zum Vegatest,** Energetik-Verlag, Sulzbach 1992

Volkmer, D.: **Selbstmord mit Messer und Gabel,** Energetik-Verlag, Bruchsal 1994

Volkmer, D.: **Zähne natürlich gesund erhalten,** Ehrenwirth-Verlag, München 1998

Volkmer, D.: **Schmerztherapie und Biologische Zahnheilkunde,** CO`MED Verlag, Sulzbach 1999

Vonarburg, B.: **Homöotanik, Farbige Arzneipflanzenführer der klassischen Homöopathie, Bd 1 - 3,** Haug-Verlag, Heidelberg, 1996 - 1999

Internetadressen

Weitere Informationen zu den Themen des Buches können unter folgenden Adressen eingesehen werden:

www.bio-net.de Monatlich wechselnde Besprechungen von homöopathischen Einzel- und Komplex-Mitteln sowie von Pflanzenheilmitteln (Phytopharmaka) (s. auch letztes Kapitel)

www.holodontie.de Zusammenhänge zwischen Zähnen und Symbolen, Metallen, Farben, Resonanzketten und Komplex-Homöopathika (Kairem Remediaplexe)

http://home.t-online.de/home/dietrich.drvolkmer/ u.a. Artikel über die Remediaplexe, die meisten sind in früheren Co'Med-Ausgaben veröffentlicht worden. Ferner: Biologische Zahnheilkunde

www.volkmer.de Informationen zur Biologischen Zahnheilkunde

www.drvolkmer.de Literatur zur Biologischen Zahnheilkunde

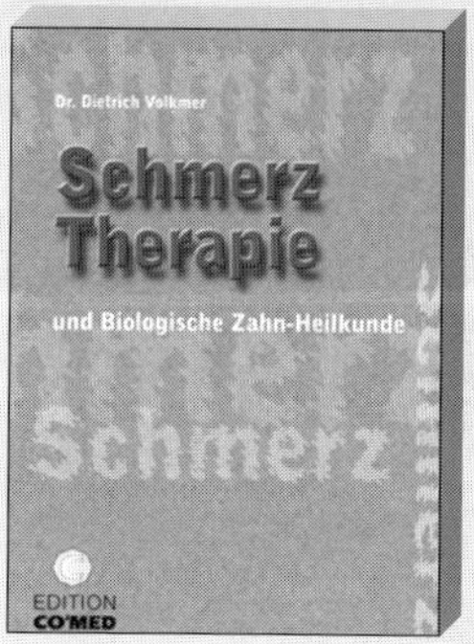

Dr. med. dent. Dietrich Volkmer

Schmerztherapie
Biologische Zahnheilkunde

Schmerz ist ein unglaublich umfangreiches und schier unerschöpfliches Thema. Der Autor zeigt mit diesem Buch Möglichkeiten der Schmerzbehandlung in der zahnärztlichen Praxis auf. Er plädiert dafür, nicht - wie häufig üblich - invasiv auf den Patienten „loszugehen", sondern nach differenzierter anamnestischer Erhebung und Testung sanfte und dennoch äußerst effektive therapeutische Maßnahmen zu ergreifen. Dr. Volkmer gibt eine klar gegliederte Übersicht über die möglichen Schmerzursachen und -lokalisationen und die indizierten Therapeutika, die von Homöopathika über Farbtherapie bis hin zur Bioresonanztherapie reichen. Ein wertvoller Ratgeber für jede Zahnärztin und jeden Zahnarzt.

Format 14x21 cm, Softcover, Fadenheftung 128 Seiten, EUR 16,50,-, viele Abbildungen, ISBN: 3-9805739-6-6

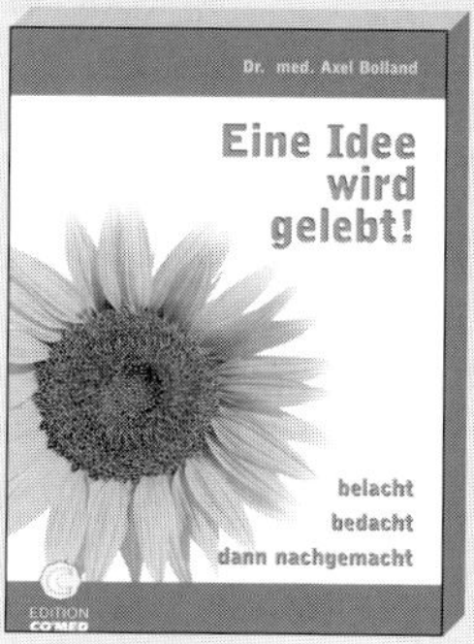

Dr. med. Axel Bolland

Eine Idee wird gelebt!

Ein Arbeitsbuch, das geschichtlich und logisch Zusammenhänge darstellt. Es soll der Inspiration und der Diskussion um den hohen Wert der Naturheilkunde dienen. Der Einstieg sollte immer vorurteilsfrei und offen für neues Wissen erfolgen, wohl mit dem Wissen, daß es sich bei der Felke-Heilweise um die Umsetzung einer Idee handelt, die sich nach über 100 jähriger erfolgreicher Entwicklung als lebenswert, gesundheitsfördernd und -erhaltend bewährt hat. Eine Idee wird gelebt – Impuls und Aufforderung die Generationen motivierte und gerade in der heutigen Zeit eine ordnende und kontinuierliche Hilfestellung bietet.

137 Seiten, Format 17x24 cm, Softcover, Fadenheftung, viele Abbildungen,ISBN: 3-980-5739-9-0, EUR 15,-

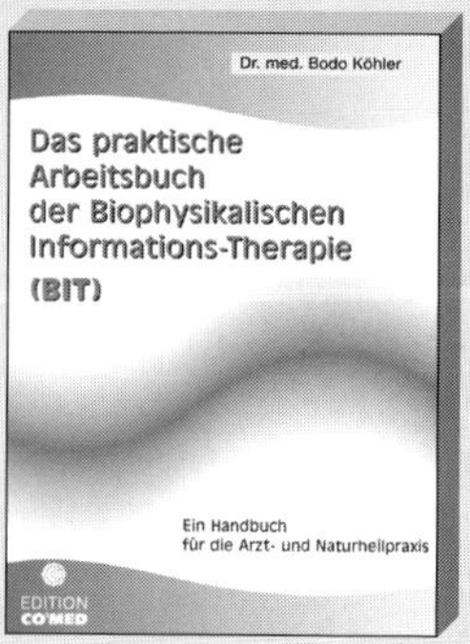

Dr. med. Bodo Köhler

Das Praxis-Buch zur B-I-T

Dieses anwenderorientierte Handbuch, das einen allgemeinverständlichen Überblick über die einzelnen Anwendungsformen gibt, hilft, die physikalischen Grundlagen der Methode in die Praxis umzusetzen. Die leicht verständliche Form der Darstellung und die übersichtliche und kompakte Gestaltung machen dieses Buch, in dem außerdem bevorzugte Indikationen genannt und Abrechnungshinweise gegeben werden, zu einem unentbehrlichen Praxishelfer.

160 Seiten, Format 14x21 cm, Hardcover, EUR 25,-,
ISBN 3-9805739-1-5

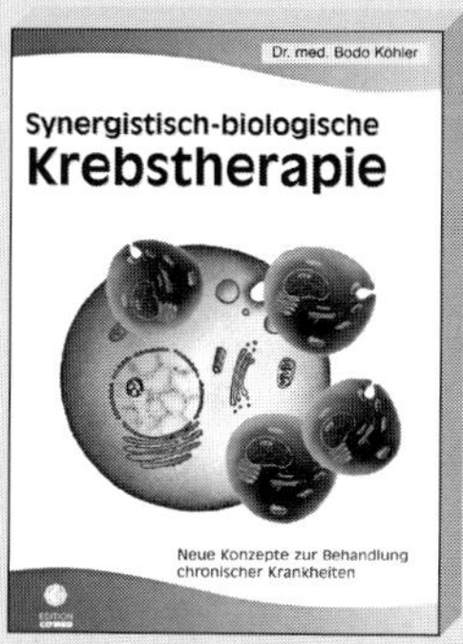

Dr. med. Bodo Köhler

Synergistisch-biologische Krebstherapie

Mit dem in diesem Buch ausführlich erläuterten und begründeten UNIT-Konzept, wird ein Denken in Gedanken-Quantenfeld-Strukturen favorisiert, wie es uns heute die Quantenphysik vorgibt. Die vorgestellten Lösungsansätze, die den Patienten aktiv in den Heilvorgang einbinden, sind nicht auf eine Methode beschränkt, sondern umfassen eine sinnvolle Auswahl aus den verschiedensten Sparten der Naturheilkunde mit synergistischem Effekt, deren Ansätze in abgeschwächter Form auch für alle anderen chronischen Erkrankungen gelten.

160 Seiten, Format 17x24 cm, Hardcover,
ISBN 3-9805739-2-3, EUR 35,-

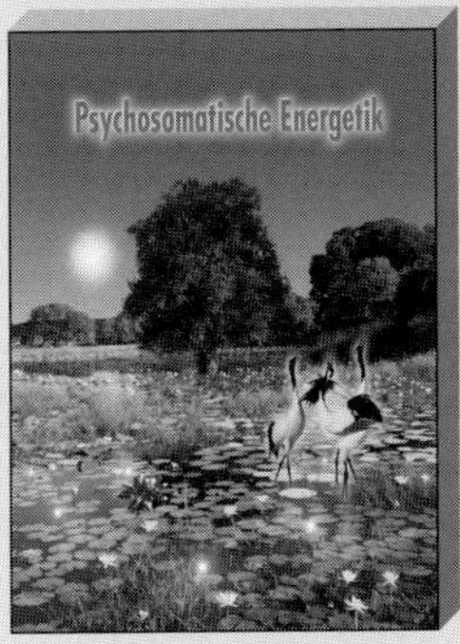

Dr. med. Reimar Banis

Psychosomatische Energetik

Der Autor führt mit diesem Werk in ein neues Modell der Diagnostik von Chakren und Energiebenen ein. Dr. Banis beschreibt seine neue Methode zur exakten Messung der feinstofflichen Energie und der daraus resultierenden Diagnostik der gestörten vegetativen Zentren. Dieses Buch vermittelt einen Einblick, wie man in die verborgene Welt subtiler Krankheitsursachen vordringen kann und mit welchen Mitteln der Patient von seinen psychosomatischen Verstrickungen befreit werden kann.

256 Seiten, viele farbige Abbildungen, Hardcover, EUR 43,-,
ISBN 3-9805739-4-X

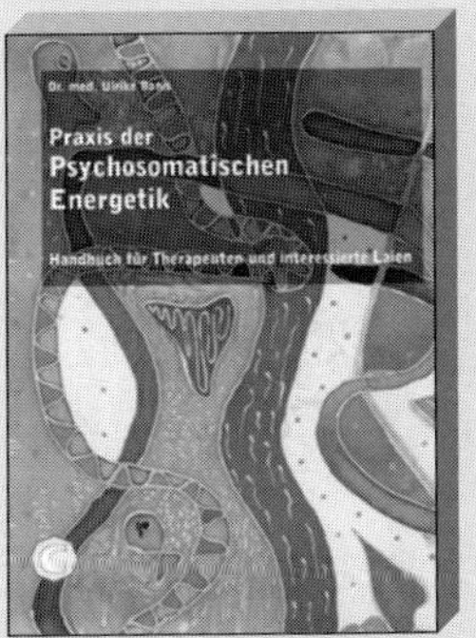

Dr. med. Ulrike Banis

Praxis der Psychosom. Energetik

Das vorliegende Handbuch wendet sich an Therapeuten, die sich für die neue Methode der „Psychosomatischen Energetik" interessieren. Das Buch informiert genauso interessierte medizinische Laien über diese neuartige biologische Diagnostik- und Therapiemethode, beschreibt in allgemeinverständlicher Sprache die Entstehung der Methode, das Reba-Testgerät und die verschiedenen Testmöglichkeiten. Anhand von typischen, praxisnahen Patientenfällen wird der logische Zusammenhang zwischen vegetativer Fehlsteuerung und den Krankheitssymptomen des Patienten klar. Daneben gibt das Buch viele nützliche Hinweise zur ganzheitlichen Therapie mit den neuentwickelten „Emotionalmitteln", die seelische Konflikte auflösen helfen.

ca. 160 Seiten, viele farbige Abbildungen, EUR 18,50,
ISBN 3-9805739-8-2

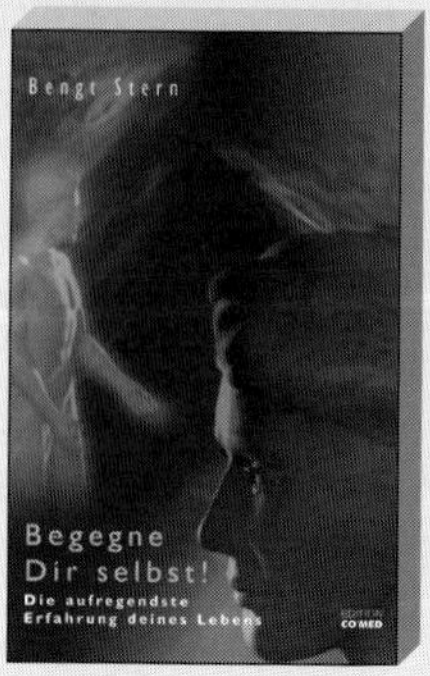

Dr. Bengt Stern

Begegne Dir selbst!

Die aufregendste Erfahrung deines Lebens

Ist es möglich, dass der Schlüssel zu der persönlichen (Leidens-) Geschichte eines jeden Menschen schon in der Zeit um die eigene Geburt zu finden ist? Was bestimmt meine Wahrnehmung der Welt? Warum empfinde ich so - und nicht anders? Wer bin ich, was will ich, und wo, wie und mit wem will ich leben?

Diese Fragen sind immer dann von besonderer Bedeutung, wenn man merkt, dass mit dem eigenen Leben etwas nicht stimmt, dass man sich in seinem Leben nicht wohl fühlt, in seinem eigenen Leben nicht zu Hause ist.

Dr. Bengt Stern beschreibt in seinem Buch den von ihm entwickelten „Begegne-Dir-Selbst-Prozess", der es jedem Menschen ermöglicht, Antworten auf diese drängenden Fragen zu erhalten, Antworten, die entscheidend sind, um gesund zu bleiben oder überhaupt erst wieder gesund zu werden.

Stern gelingt es mit seiner Methode, die aus der Zell-Erinnerung resultierenden körperlichen und seelisch-geistigen Blockaden bewusst zu machen und zu lösen. Er zeigt Ihnen, wie Sie dadurch ein Maß an Regulationsfähigkeit und damit an Gesundheit erlangen können, das Sie bisher nicht für möglich gehalten haben.

Bengt Stern ist seit 1956 Doktor der Medizin. 1983 gab er seine medizinische Praxis auf, um fortan als Dozent und Kursleiter in den Bereichen Selbsterfahrung/ Selbsterkenntnis sowie Existentielle Sichtweisen und Verstehensgrundlagen in der Psychosomatik tätig zu sein.

264 Seiten; Hardcover, EUR 20,-; ISBN 3-934672-00-0

EDITION CO'MED

CO'MED Verlags mbH
Tel. 06145/93380 • Fax 06145/933833